Feeling-Seen –

Die Wirksamkeit im Erstgespräch

Christine Höhne

CIP-Medien

Bibliografische Information der Deutschen Nationalbibliothek

Die Deutsche Nationalbibliothek verzeichnet diese Publikation in der Deutschen Nationalbibliografie; detaillierte bibliografische Daten sind im Internet über http://dnb.d-nb.de abrufbar.

1. Auflage 2009
CIP-Medien, München
ISBN 978-3-932096-77-8

Bezugsquelle:
CIP-Medien
Nymphenburger Str. 185
80634 München
Fax 089-132133
E-Mail: cipmedien@aol.com
www.cip-medien.com

Umschlag: Silvia Pohl
Layout: Lucy S. Wiedner
Herstellung: Books on Demand GmbH, Norderstedt

Inhalt

Geleitwort

Es war nach einer dieser an Überraschungen reichen und so berührenden Sitzungen mit einem Kind und dessen Eltern, als wir einen kurzen Moment sprachlos innehielten, uns ansahen und dann zueinander sagten, dass diese Form der Kinder- und Familientherapie, wie sie im Ansatz von feeling-seen verwirklicht wird, unbedingt einer systematischen Analyse unterzogen werden müsse, um der Bedeutung sowie der therapeutischen Nachhaltigkeit dieser Herangehensweise auf die Spur zu kommen.

In diesem Augenblick, so scheint mir, war der Gedanke zu der hier vorgelegten Pilotstudie im Kopf der Autorin Christine Höhne geboren, die mich damals als Kollegin und freie Mitarbeiterin in meiner Arbeit begleitete, um die Herangehensweise von feeling-seen näher kennenzulernen. Dass die Autorin als angehende Psychologin sich dann entschloss, diesen Gedanken auch in die Tat umzusetzen, indem sie ihre Diplomarbeit diesem Thema widmete, war durchaus eine Frage des Mutes. Des Mutes vor allem deshalb, weil in der wissenschaftlichen Literatur bis dahin zu diesem Themenbereich kaum Veröffentlichungen vorlagen und sie sich als Absolventin mit dem Vorhaben einer Pilotstudie, die immer eine Anwendung und Erprobung im Kleinen ist, auf ein Abenteuer einließ, dessen Ausgang schwerer vorhersehbar war als manch anderes Thema aus einem größeren Forschungsprojekt.

Gewiss wird ihre Courage mit dieser Buchveröffentlichung trefflich und gerecht belohnt. Der einleitende Teil des Buches enthält eine gut verständliche Darstellung der theoretischen Fundierung des Verfahrens feeling-seen, eine Beschreibung des Behandlungskonzepts von Kindern und Jugendlichen mit ihren Eltern sowie eine Übersicht über die zentralen Interventionstechniken wie Microtracking und Antidote. Es ist Ziel und Zweck einer solchen Pilotstudie, anschließend schlauer zu sein als vorher. So erwiesen sich einige Items des selbstentwickelten Befragungsinstruments zu den „Grundbedürfnissen" als ungeeignet und bedürfen demnach vor einem erneuten Einsatz einer Überarbeitung. Dennoch liefern die im empirischen Teil dargestellten Ergebnisse zur Verwendung von feeling-seen im Erstgespräch eine Anzahl interessanter Resultate, wie z.B. die signifikante Erkenntnis, wonach die Anwendung von feeling-seen im Erstgespräch dies bewirkt: eine gesteigerte Befriedigung der Bedürfnisse nach Nahrung (im Sinne von Lob und Anerkennung) und Schutz durch die Eltern. Im Ergebnisteil gibt die Autorin wertvolle Anregungen und Hinweise, die in hoffentlich zahlreich nachfolgenden Studien aufgegriffen und genutzt werden können. In diesem Sinne beglückwünsche ich die Autorin und wünsche der vorliegenden Studie ein lebhaftes Echo.

Michael Bachg

Vorwort

Erleichterung macht sich im Gesicht des zehnjährigen Jungen breit, als er sich im Erstgespräch einen idealen Partner an der Seite seiner allein erziehenden Mutter vorstellt. Zufrieden lehnt er sich auf seinem Stuhl zurück und betrachtet mit einem Lächeln die sich ihm bietende Szene. Es ist, als wäre eine zentnerschwere Last von seinen Schultern genommen. Und diese Last entstand dadurch, dass er sich verpflichtet fühlte, seine Mutter zu trösten, sie aufzuheitern und für sie zu sorgen, als sich sein Vater von ihr trennte.
(Szene frei erfunden)

Es waren Szenen wie diese, die mich sprachlos machten vor Erstaunen und Faszination. Sie ließen in mir den Wunsch entstehen, dem hinter dieser – beinahe spürbaren – Erleichterung stehenden Phänomen auf den Grund zu gehen. Ich wollte die Wirksamkeit von Feeling-Seen, die häufig bereits im ersten Gespräch deutlich wird, versuchen zu erfassen. Im Rahmen meiner Diplomarbeit versuchte ich diese Idee zu verwirklichen.

Dass die Studie und ihre Ergebnisse nun in Form eines Buches veröffentlicht werden, freut und ehrt mich umso mehr. Das vorliegende Buch soll wertvolle Einblicke über das Vorgehen in der Feeling-Seen-Psychotherapie sowie Anregungen zur weiteren Erforschung der Wirksamkeit von Feeling-Seen bieten.

Mein besonderer Dank gilt zunächst Herrn Dipl.-Psych. Michael Bachg, Begründer von Feeling-Seen, dessen therapeutische Arbeit mich zu dieser Idee inspirierte und der mich mit überdurchschnittlichem Engagement bei der Verwirklichung meines Vorhabens unterstützte. Er hat sich viel Zeit dafür genommen, mir die Theorie von Feeling-Seen und Pesso Boyden System Psychomotor näher zu bringen. Letztendlich gelang die Datenerhebung nur mit seiner Hilfe.

Ebenfalls danke ich Herrn Prof. Dr. Jürgen Kriz für die Förderung dieser Diplomarbeit, der mich mit seinen Anregungen immer wieder zu neuen Ideen und Herangehensweisen an das Thema motiviert hat.

Den Mitarbeitern des Psychologischen Beratungszentrums Georgsmarienhütte, insbesondere Herrn Dipl.-Psych. Jan Hoogland, danke ich, da ohne ihre Unterstützung und Kooperation die Erhebung der Daten im Beratungszentrum nicht möglich gewesen wäre.

Sie hatten immer ein offenes Ohr für meine Fragen und die Probleme, die von Zeit zu Zeit auftraten.

Für ihren kritischen Blick, ihr enormes Durchhaltevermögen beim Korrekturlesen und ihre Fähigkeit, mich stets aufs Neue zu motivieren und aufzuheitern, danke ich außerdem meiner Freundin und Kollegin Verena Förster.

Außerdem danke ich von ganzem Herzen meiner Familie, insbesondere meinen Eltern und meinen Schwestern, dass sie immer für mich da waren und mir in jeder Lebenslage Rückhalt gegeben haben.

Zum Schluss danke ich herzlich meinem Lebenspartner Andreas Bremer, der mir mit seinen kritischen Fragen stets wertvolle Anregungen gegeben hat. Dank seines Rückhalts seiner Unterstützung und seinem Vertrauen in mich und meine Fähigkeiten habe ich diese Arbeit fertig stellen können.

Christine Höhne
München, im Juli 2009

1 Einleitung

„Kinder sind keine Maschinen, die man nur ordentlich schmieren muss, damit sie funktionieren, und erst recht keine Computer, die man richtig programmieren muss, damit man vernünftig mit ihnen arbeiten kann" (Hüther & Prekop, 2006, S. 9).

Trotz dieser allseits bekannten Erkenntnis suchen immer wieder Eltern mit ihren Kindern eine Beratung oder Therapie auf, weil diese sich nicht so verhalten, wie sich die Eltern das vorstellen oder wünschen. Sie wünschen sich von der Beratungsstelle die „Verordnung eines psychologischen Rezeptes" (Lenz, 2001, S. 72), damit die Kinder wieder das von den Eltern gewünschte Verhalten zeigen. Oft erweckt es den Eindruck, als könnten Eltern und Kinder nicht mehr richtig miteinander kommunizieren. Es erscheint, als würden sie sich und ihre unterschiedlichen Ansichten und Perspektiven nicht mehr verstehen (Bachg, 2008a).

Wie viele andere Ansätze, besonders der humanistischen und systemischen Psychotherapie, versucht auch Feeling-Seen (Bachg, 2008a), als offiziell anerkannte Weiterentwicklung der körperorientierten psychotherapeutischen Methode Pesso Boyden System Psychomotor (Pesso, 1988; Pesso & Moser, 1999; im Folgenden mit PBSP abgekürzt) für Kinder bzw. Jugendliche und ihre Eltern bei diesem Kommunikationsproblem Abhilfe zu schaffen. Das Anliegen von Feeling-Seen besteht – wie es bereits der Name erahnen lässt – darin, dass Kinder und Jugendliche „sich gesehen fühlen" (Bachg, 2008a, S. 1). Dabei ist „sehen" bzw. „gesehen werden" nicht im wörtlichen Sinne zu verstehen. Vielmehr geht es um das Bedürfnis des Kindes, selbst zu erleben, dass die Mitmenschen seine Ansichten und Gefühle verstehen und diese ernst nehmen (Bachg, 2008a).

Auf den Feeling-Seen-Therapeuten[1] kommt dabei in den Gesprächen die Aufgabe zu, den vermittelnden Prozess zwischen den Eltern und ihrem Kind zu leiten. Er versucht, den oft fehlenden oder durch scheinbar unlösbare Konflikte beeinträchtigten Zugang der Eltern zu ihren Kindern wiederherzustellen, indem er ihnen die unterschiedlichen Ansichten des jeweils anderen verdeutlicht (Bachg, 2008a). Feeling-Seen zielt darauf ab, „das Kind bzw. den Jugendlichen, wenn möglich, in Gegenwart der Eltern mit dem eigenen inneren Erleben und der eigenen Perspektive auf das eigene Leben zu sehen und zu verstehen" (Bachg, 2008a, S. 6). Diese Vorgehensweise erinnert wiederum an verschiedene Ansätze der humanistischen Psychotherapie, wie man sie beispielsweise in der Gesprächspsychotherapie von Rogers (1981) findet.

Die vorliegende Arbeit geht der Frage nach, ob die Gespräche mit Feeling-Seen eine Effektivität in dem Sinne zeigen, dass sich erste Effekte im Hinblick auf die Befriedigung der von PBSP postulierten Grundbedürfnisse, die individuelle Einzigartigkeit sowie die Übernahme von Rollen im Familiensystem (siehe Abschnitt 2.2.5, S. 24 dieser Arbeit) bereits nach nur einer Ge-

1 Aus Gründen der vereinfachten Lesbarkeit wird in der gesamten Arbeit jeweils nur die männliche Form von Substantiven und zugehörigen Personalpronomen verwendet. Die weibliche Form sei jeweils ergänzt.

sprächseinheit bestimmen lassen. Eine Gesprächseinheit besteht aus dem Erstgespräch mit dem betroffenen Kind und einem oder beiden Elternteilen sowie einem anschließenden Elterngespräch. Anhand von zwanzig Gesprächssituationen mit Eltern und ihren acht- bis zwölfjährigen Kindern wurde diese Frage untersucht.

Die Fragestellung ist insbesondere deswegen aufschlussreich, weil es bisher keine empirische Überprüfung von PBSP beziehungsweise Feeling-Seen hinsichtlich der Wirksamkeit in der Therapie von Kindern und Jugendlichen gibt. Diese Arbeit versucht, hierzu einen Beitrag zu leisten. Zudem ist die Frage in Bezug auf Kinder der Altergruppe acht bis zwölf Jahre interessant, weil Kinder dieses Alters gerade ihre Individualität ausbilden (Kroh, 1930; Piaget & Seiler, 1959/1975; Starck, 1985).

Zwar mag es ungewöhnlich erscheinen, bereits nach einer Therapiesitzung erste Effekte erwarten zu wollen, jedoch ist das gerade der Anspruch und das Spezifische von PBSP (Moser, 1999) und damit auch der Erweiterung von Bachg (2008a).

2 Theoretische Grundlagen

2.1 Feeling-Seen und PBSP

Die psychotherapeutische Methode Feeling-Seen wurde erstmals 2005 von Bachg vorgestellt. Als von Albert Pesso und Diane Boyden-Pesso im Jahr 2007 offiziell anerkannte Weiterentwicklung der PBSP-Therapie (Pesso, 1988) basiert diese körperorientierte Psychotherapie und Pädagogik für Kinder, Jugendliche und deren Eltern (Bachg, 2008a) auf inhaltsverwandten Interventionstechniken. Die Pesso-Boyden-System-Psychomotor-Therapie wird im Folgenden näher erläutert.

2.2 Pesso Boyden System Psychomotor (PBSP)

Die Bezeichnung PBSP bezieht sich auf die Namen ihrer Entwickler Albert Pesso und Diane Boyden-Pesso sowie auf die „Psyche", das heißt auf das Gedächtnis und alle seelischen Vorgänge und auf den „Motor", womit alle körperlichen Bewegungen und Empfindungen gemeint sind (Zilbach, 1991).

PBSP ist eine körperorientierte Therapiemethode, die bei einer Vielzahl emotionaler Belastungen anwendbar ist (Napier, 1991). Sie zeichnet sich speziell dadurch aus, dass der Therapeut die vom Klienten gezeigten „Körpersignale liest und nutzt" („reading and using body signals"; Zilbach, 1991, S. xi; Übersetzung v. Verf.), um anhand der körperlichen Sensationen und dem Befinden des Klienten im Hier und Jetzt (Pesso et al., 1994, S. 169; Moreno, 1973, S. 103) eine Brücke zu erlebten Defiziten zu schlagen. Diesen Defiziten wird in der Therapie eine heilende Erfahrung auf symbolische Weise entgegengesetzt (siehe Abschnitt 2.2.7, S. 29 dieser Arbeit).

Das Besondere und für viele Anhänger überzeugende Merkmal von PBSP besteht darin, dass sie Elemente aus Psychoanalyse (Freud, 1914/1975), Psychodrama (Moreno, 1973), kognitiver Verhaltenstherapie (Beck et al., 1979/1981), Gestalttherapie (Perls, 1974), Familientherapie (Minuchin & Stopfel, 1977/1992), Körpertherapie (Petzold, 1979) und klientenzentrierter Gesprächspsychotherapie (Rogers, 1981) miteinander verbindet (Fischer-Bartelmann, 2005). Wie genau PBSP es schafft, Aspekte verschiedener Therapiemethoden zu vereinigen, wird im Abschnitt 2.2.2, S. 14 der Arbeit näher erläutert.

Die PBSP-Theorie zeichnet sich dadurch aus, dass sie über besondere Konzepte, wie beispielsweise die Holes in Roles (Pesso et al., 1994; siehe Abschnitt 2.2.5, S. 24 dieser Arbeit), und Interventionstechniken, wie das Microtracking (Pesso, 1999; siehe Abschnitt 2.2.6, S. 28 dieser Arbeit), verfügt. Bevor diese und andere im weiteren Verlauf näher erläutert werden, soll zunächst auf die Konzeption und die von Pesso et al. (1994) formulierten Grundbedürfnisse (vgl. Abschnitt 2.2.3, S. 16 dieser Arbeit) eingegangen werden.

2.2.1 Historischer Hintergrund

Diane Boyden-Pesso und Albert Pesso, beide 1929 in den USA geboren, begannen ihre Kariere als Ausdruckstänzer (Pesso et al., 1994). Während der Ausbildung junger Tanzstudenten entwickelten sie Methoden und spezielle Übungen, mit denen die Studenten lernen sollten, durch Bewegungen und verbale Äußerungen Emotionen so authentisch wie möglich auszudrücken (Pesso et al., 1994). Das Ehepaar Pesso stellte schnell fest, dass die Wirkung des einfachen Emotionsausdrucks nicht vergleichbar war mit der Zufriedenheit, die sich einstellte, wenn auf den Ausdruck eines Gefühls von einem anderen Akteur eine komplementäre Antwortreaktion gezeigt wurde (Howe, 1991). Dies zeigte sich beispielsweise, wenn auf den Ausdruck von Wut nicht mit selbiger, sondern mit einer angemessenen Schreckreaktion geantwortet wurde. So entstanden die Grundzüge des Akkommodierens, welches das passende verbale und nonverbale Reagieren der idealen Figuren auf die Bedürfnisse und Anforderungen des Klienten beschreibt (nähere Erläuterungen siehe Abschnitt 2.2.7.4, S. 35 dieser Arbeit).

In den Schauspielklassen bemerkte das Ehepaar Pesso zudem, wie einfach eine Emotion auf eine andere Person projiziert werden konnte. Dies war vor allem dann der Fall, wenn ein Hauptakteur mit seinen Emotionen im Mittelpunkt stand und die Gruppenmitglieder allein zur Darbietung zufriedenstellender Antwortreaktionen anwesend waren („to provide satisfying responses"; Howe, 1991, S. 12; Übersetzung v. Verf.). Die Schauspielschüler kamen auf diese Weise mit ihren „tiefsten Gefühlen, Erinnerungen und Sehnsüchten" (Pesso et al., 1994, S. 6) in Kontakt. Wenn auf diese eine passende Reaktion gezeigt wurde, erlebten sie Gefühle von Zufriedenheit und Befriedigung. Auf Grundlage dieser Beobachtungen entwickelten sich 1961 die Grundzüge der Pesso-Boyden-System-Psychomotor-Therapie.

Etwa zehn Jahre später entstand ein eigenes Therapieinstitut, das „Psychomotor Institute, Inc." in Boston, Massachusetts. Mit der Publikation des Werkes „Movement in Psychotherapy" im Jahr 1969 (Pesso, 1969; zit. nach Howe, 1991) und mit dessen Herausgabe in Europa wurde PBSP auch über die Grenzen Amerikas hinaus bekannt. Ende der 1970er Jahre wurde in den Niederlanden das erste europäische Ausbildungsinstitut zu dieser Therapieform gegründet. Derzeit gibt es Ausbildungskurse in dreizehn Ländern (Pesso et al., 1994), unter anderem in Deutschland, England, den Niederlanden, der Schweiz, Norwegen und Belgien.

2007 wurde die von Bachg geschaffene Weiterentwicklung Feeling-Seen (Bachg, 2007) von Albert Pesso und Diane Boyden-Pesso anerkannt, so dass seit diesem Zeitpunkt PBSP auch für die Beratung und Therapie von Kindern, Jugendlichen und deren Eltern offiziell Anwendung findet (Bachg, 2008a).

2.2.2 PBSP und andere Therapierichtungen

PBSP vereinigt Elemente aus der Psychoanalyse (Freud, 1914/1975), der Körpertherapie (Petzold, 1979), der Gestalttherapie (Perls, 1974), dem Psychodrama (Moreno, 1973), der kognitiven Verhaltenstherapie (Beck et al., 1979/1981), der klientenzentrierten Gesprächspsychotherapie (Rogers, 1981) sowie der Familientherapie (Minuchin & Stopfel, 1977/1992).

Die Begründer von PBSP haben ihre Methode in der Entstehungsphase über lange Zeit mit amerikanischen Psychoanalytikern überprüft, und die Beeinflussung durch die Psychoanalyse ist nicht zu verkennen (Moser, 1999). Sie zeigt sich beispielsweise darin, dass bei PBSP wie in der Psychoanalyse unbewusste Vorgänge ins Bewusstsein gehoben werden (vgl. Freud, 1914/1975, 1953). Laut Pesso und Moser (1999) wird dem Klienten in der Therapie deutlich, welche seiner Bedürfnisse in der Vergangenheit unbefriedigt blieben und welche Konsequenzen damit einhergingen. Stärker als in der Psychoanalyse wird in PBSP jedoch auf die körperliche Wahrnehmung der unbewussten Prozesse eingegangen. Das Wiedererleben und freie Ausleben verdrängter Sehnsüchte und Ängste in der Strukturarbeit von PBSP (siehe Abschnitt 2.2.7, S. 29 dieser Arbeit) ähnelt den Vorgängen Freuds (1914/1975) bei der „kathartischen Behandlungsmethode" (Freud, 1914/1975, S. 211), bei der das Entladen emotionaler Spannungen eine befreiende und erleichternde Wirkung hat (Kubie, 1956; Pesso & Moser, 1999). Beim psychoanalytischen Vorgehen werden nach dem kathartischen Prozess die unbewussten Ursachen der negativen Gefühle behoben, um das wiederholte Ausbilden der emotionalen Spannung zu verhindern (Kubie, 1956). PBSP geht hier einen Schritt weiter und stützt sich auf die Kreation „neuer, synthetischer Erinnerungen" (Pesso, 1999/2008, S. 52; siehe Abschnitt 2.2.7.2, S. 31 dieser Arbeit), um eine positive Veränderung zu bewirken.

Ein Unterschied besteht darin, dass aufgrund der spezifischen Interventionstechniken von PBSP oft bereits in der ersten Sitzung zu den zentralen Konflikten des Klienten vorgedrungen werden kann. In der psychoanalytischen Therapie hingegen wird zunächst das Hauptaugenmerk auf die Beziehung zwischen dem Therapeuten und dem Klienten sowie die Übertragung und Gegenübertragung (Freud, 1953) gelegt.

Derartige Übertragungen treten auch in der Therapie mit PBSP auf. Allerdings sind diese im Vergleich zur psychoanalytischen Behandlung von kürzerer Dauer (Perquin & Rehwinkel, 2008). Des Weiteren beschränkt sich die Übertragung nicht wie in der Psychoanalyse nur auf eine Person, den Analytiker (Freud, 1953). Der Klient überträgt in der Therapie mit PBSP seine Gefühle auf verschiedene Rollenfiguren (Perquin & Rehwinkel, 2008; siehe Abschnitt 2.2.7.2, S. 31 sowie Abschnitt 2.2.7.3, S. 34 dieser Arbeit). Laut Kniep (2005) treten in PBSP Übertragungen auf den Therapeuten eher selten auf. Indem der Therapeut den Klienten darin unterstützt, seine Struktur (siehe Abschnitt 2.2.7, S. 29 dieser Arbeit) selbst zu gestalten, stellt er eher den Leiter der szenischen Darstellung der Emotionen des Klienten dar.

Mit der szenischen Darstellung des Unbewussten unter Einbeziehung des Körpers (Moser, 1999) wird die Brücke zur Körpertherapie (Petzold, 1979) geschlagen. Den körperlichen Sensationen wird eine große Aufmerksamkeit geschenkt, da der Körper als Ausdruck innerer Vorgänge und Zustände verstanden wird (Fischer-Bartelmann, 2005). Die Empfindungen und Bedürfnisse der Klienten werden körperlich erlebbar gemacht. So kann beispielsweise das Kind ein Gefühl von Unterstützung empfinden, wenn die Eltern es am unteren Rücken berühren.

Das Vorgehen von PBSP, innere Vorgänge szenisch darzustellen, weist auf die Gemeinsamkeit mit der Gestalttherapie hin (Fischer-Bartelmann, 2005). Gerade das Übernehmen von Rollen zentraler innerer Figuren in der PBSP-Gruppentherapie ähnelt der Vorgehensweise des Psychodramas (vgl. Moreno, 1973) als Sonderform der Gestalttherapie.

Jedoch steht in PBSP ein einzelner Klient im Mittelpunkt, der alleine die szenische Darstellung seiner inneren Vorgänge dirigieren darf (Moser, 1999). Das hat zur Folge, dass die übrigen Gruppenteilnehmer ihre Aufmerksamkeit von eigenen Gefühlen und Bedürfnissen abwenden (Perquin & Rehwinkel, 2008), statt wie im Psychodrama ihrer Rolle eine persönliche Bedeutung zu geben (Moreno, 1973).

Eine Gemeinsamkeit von PBSP mit der kognitiven Verhaltenstherapie zeigt sich insofern, als in den therapeutischen Sitzungen beider Therapierichtungen durch einen „innere[n] Dialog" (Fischer-Bartelmann, 2005, S. 277) dysfunktionale Denk- und Verhaltensmuster aufgedeckt und verändert werden.

Grundlegend wird in PBSP eine therapeutische Haltung eingenommen, die der Haltung des Therapeuten in der klientenzentrierten Psychotherapie ähnelt (Perquin & Rehwinkel, 2008). Der Mensch wird in beiden Ansätzen mit seinen eigenen Ansichten und Verhaltensweisen akzeptiert und wertgeschätzt (Rogers, 1981; Perquin & Rehwinkel, 2008). In Rogers Therapie wie auch in PBSP wird der Klient bestärkt, seine Persönlichkeit zu entfalten. Was die Terminologie der Gesprächspsychotherapie „Aktualisierungstendenz" (Rogers, 1981) eines Menschen nennt, wird in PBSP als Annäherung des Menschen an sein „wahres Selbst" (Pesso et al., 1994, S. 27) beschrieben. PBSP zielt darauf ab, dem Klienten den Zugang zu seinem wahren Selbst zu erweitern. Das wahre Selbst beschreibt das Potential, über das ein Mensch verfügt, beziehungsweise die Fähigkeiten und die Persönlichkeit, die er entwickeln könnte, wenn er unter idealen Lebensbedingungen aufwachsen und sich entwickeln würde (Pesso & Crandel, 1991). Pesso, Boyden-Pesso und Fischer-Bartelmann (1994) konstatieren, dass ein Mensch sein wahres Selbst erreicht, wenn seine Entwicklungsbedürfnisse vollkommen befriedigt würden und er zudem ohne Beeinträchtigungen auf körperlicher, emotionaler oder sozialer Ebene aufwüchse

(Pesso & Crandel, 1991). Wenn ein Mensch nicht unter idealen Bedingungen aufwachsen und leben kann, sich beispielsweise uneingeschränkt seiner Umgebung und den Vorstellungen anderer anpasst, so kann er sein wahres Selbst nicht erreichen, sondern nur so nahe herankommen, wie es unter den entsprechenden Lebensumständen möglich ist (Pesso, 1999/2008).

Dieses Menschenbild entspricht dem vieler humanistischen Konzepte, wie dem der Familientherapie oder der klientenzentrierten Gesprächspsychotherapie, die genauso wertschätzend dem Klienten gegenübertreten und sich an dessen Ressourcen orientieren (Rogers, 1981).

Zuletzt zeigt PBSP auch große Gemeinsamkeiten mit der Familientherapie. In beiden Therapieformen wird das Familiensystem szenisch dargestellt. Auffallend sind vor allem die Ähnlichkeiten zwischen der Struktur (siehe Abschnitt 2.2.7, S. 29 dieser Arbeit) in PBSP und der Familienskulptur (vgl. Satir, Baldwin & Hölscher, 1988). Auch die Relevanz von dynamischen Prozessen, die in einem Familiensystem vorhanden sind und die Entwicklung eines jeden Familienmitgliedes beeinflussen, sind bei beiden Therapieformen zu finden und spielen gerade in der von Pesso entwickelten Therapieform eine große Rolle. Während sich die Familientherapie jedoch auf die gegenwärtigen Interaktionen der Familienmitglieder konzentriert (Satir, Baldwin & Hölscher, 1988), schenkt PBSP primär den vergangenen Familienbeziehungen Aufmerksamkeit (Perquin & Rehwinkel, 2008).

Anhand der oben angestellten Vergleiche wird die Menge der Berührungspunkte zwischen PBSP und verschiedenen anderen Therapierichtungen sichtbar und welche besondere Stellung sie damit als Bindeglied (Moser, 1999) zwischen den einzelnen Schulen einnimmt.

Im Folgenden wird auf die von PBSP postulierten Grundbedürfnisse, die individuelle Einzigartigkeit sowie die Übernahme von Rollen im Familiensystem näher eingegangen, da sich die vorliegende Graduierungsarbeit mit der Frage beschäftigt, welche Effekte im Hinblick auf diese Konstrukte nach einer Gesprächseinheit mit Feeling-Seen erzielt werden.

2.2.3 Grundbedürfnisse nach PBSP

Laut Pesso (1999/2008) sind zur Annäherung an das wahre Selbst fünf verschiedene aufeinanderfolgende Entwicklungsaufgaben zu bewältigen. Die erste bezieht sich auf die Erfüllung der fünf grundlegenden Bedürfnisse. Die zweite Entwicklungsstufe dient dazu, die „Polaritäten unseres Seins" (Pesso, 1999/2008, S. 46) zu erkennen und zu integrieren, während sich die dritte Aufgabe mit der Entwicklung des Bewusstwerdens des eigenen Seins beschäftigt. Nach der vierten Stufe, der Entwicklung des „Piloten" (Pesso, 1999/2008, S. 47), dient die letzte Entwicklungsstufe zur Herausbildung der individuellen Einzigartigkeit.

Im Folgenden wird auf die erste und die letzte Entwicklungsstufe näher eingegangen, da die vorliegende Untersuchung sich unter anderem den Veränderungen in diesen Bereichen durch das Erstgespräch mit Feeling-Seen zuwendet.

Pesso, Boyden-Pesso und Fischer-Bartelmann (1994) gehen in ihrer „psychomotorischen Therapie" von fünf evolutionär bedingten Entwicklungsbedürfnissen aus, genauer gesagt den Bedürfnissen nach Platz, Nahrung, Unterstützung, Schutz und Grenzen.

Damit ein Mensch „Selbstständigkeit und Autonomie entwickeln kann" (Pesso, 1999/2008, S. 49), müssen die Bedürfnisse in drei aufeinanderfolgenden Phasen befriedigt werden. Zunächst müssen die Bedürfnisse im konkreten Sinne erfüllt werden, zum Beispiel wenn eine Mutter das Bedürfnis ihres Säuglings nach Nahrung befriedigt. Anschließend sollte die Bedürfnisbefriedigung auch auf symbolischem Wege erfolgen. Dies kann durch Lob als sinnbildliche Nahrung für den Selbstwert geschehen (Pesso & Moser, 1999). Sobald das Kind dazu in der Lage ist, muss es die Bedürfnisse selbstständig stillen und sich bei Hunger selbst mit Nahrung versorgen. Das Kind entwickelt auf diese Weise die Fähigkeit, seinem eigenen Verlangen und seinen Wünschen zu folgen, und ist schließlich fähig, sich um die Bedürfnisbefriedigung anderer zu kümmern, ohne die eigenen Interessen zu vernachlässigen (Pesso & Thole-Bachg, 2007).

Zusätzlich zu den Wegen der Bedürfnisbefriedigung wurden von Pesso und Moser (1999) einige Grundsätze der Bedürfnisbefriedigung formuliert, die zunächst vorgestellt werden sollen, bevor auf die Grundbedürfnisse im Einzelnen eingegangen wird.

2.2.3.1 Grundsätze der Bedürfnisbefriedigung

Laut Pesso und Moser (1999) unterscheiden sich die Bedürfnisse hinsichtlich folgender Merkmale:

- ihrer „Form" (shape)
- ihrer „Passform" (countershape)
- ihres „Erfüllers"
- des Zeitfensters der Bedürfnisbefriedigung

Jedes Bedürfnis hat seine eigene „Form" (Schrenker & Fischer-Bartelmann, 2003, S. 307) oder „Gestalt" (Pesso & Moser, 1999, S. 225). Das bedeutet, sie unterscheiden sich in der Art und Weise, wie das jeweilige Bedürfnis in Erscheinung tritt, welche Emotionen und welche körperlichen Reaktionen vor und nach der Befriedigung mit ihnen verbunden sind (Pesso & Moser, 1999) und wie die Umwelt nach Möglichkeiten der Befriedigung abgesucht wird (Pesso, 1999/2008). So zeichnet sich beispielsweise das Bedürfnis nach Nahrung durch das Knurren des Magens und dem Absuchen der Umwelt nach Lebensmitteln aus. Damit einher kann eine gesteigerte Unzufriedenheit gehen, sofern das Verlangen nach Essen über längere Zeit nicht erfüllt wird (Pesso et al., 1994). Ist das Bedürfnis befriedigt, fühlt sich der Körper voll an, und es entstehen Gefühle von Glück und Zufriedenheit (Pesso et al., 1994). Das Bedürfnis nach Schutz kann sich hingegen dadurch äußern, dass Gefühle von „Hilflosigkeit [und] Verletzlichkeit" (Pesso et al., 1994, S. 76) auftreten und die Sehnsucht nach einer Umarmung entsteht.

Ebenso gibt es zu jedem Bedürfnis genau eine Weise, dieses zufriedenstellend und vollkommen zu erfüllen. „If the shape is the emotion/action of a client, then the countershape is the wished-for, satisfying response to that emotion/action" (Pesso & Crandel, 1991, S. 293). Die optimale Befriedigung wird als „Passform" (Schrenker & Fischer-Bartelmann, 2003, S. 307) oder „Antwort-Gestalt" (Pesso & Moser, 1999, S. 225) beschrieben. So kann das Stillen des Säuglings als Reaktion auf dessen Schreien eine unpassende Antwort-Gestalt darstellen, wenn das Kind mit dem Schreien eigentlich erreichen will, auf den Arm genommen zu werden, um die Nähe der Mutter zu spüren.

Bei der Befriedigung der Bedürfnisse ist es zudem nicht gleichgültig, von wem sie initiiert wird. Es gilt als selbstverständlich, dass das Füttern des Säuglings mit Muttermilch über die Brust der Mutter ein anderes, weit bedeutungsvolleres Erleben erzeugt, als wenn die Zufuhr von Nahrung über eine mit aufgelöstem Milchpulver gefüllte Flasche erfolgt. In PBSP wird postuliert, dass sich die Bedürfnisse „am besten durch die passenden Bezugspersonen erfüllen" (Pesso & Moser, 1999, S. 225) lassen. Bei jedem aufkommenden Bedürfnis gibt es eine oder mehrere Personen, die dafür prädestiniert sind, dieses vollkommen zu befriedigen. Sie werden von Pesso und Moser (1999, S. 225) als „Erfüller" bezeichnet.

Neben der richtigen Person ist auch der Augenblick maßgeblich, in welchem dem Bedürfnis nachgegangen wird. Es gibt ein definiertes Zeitfenster oder einen genauen Zeitpunkt (Pesso & Moser, 1999), an dem die Erfüllung des Bedürfnisses als richtig erlebt wird. Nicht nur bei einem Neugeborenen wird sich ein Gefühl von Frustration und Verzweiflung einstellen, wenn es bei Hunger mehrere Stunden auf Nahrung warten muss.

Nach diesen Grundsätzen gibt es folglich eine Person, die das auftretende Bedürfnis zu einem bestimmten Zeitpunkt optimal stillen kann. Werden die Bedürfnisse nach den genannten Grundsätzen erfüllt, so werden sie von der Person, die sie empfindet, als legitim und selbstverständlich wahrgenommen (Pesso & Moser, 1999; Pesso et al., 1994; Fischer-Bartelmann, 2005). Die Person erlebt zudem Gefühle von Zufriedenheit und Glück und nimmt in ihrem Leben einen Sinn wahr (Pesso, 2005).

2.2.3.2 Defizitäre Bedürfnisbefriedigung

Erfolgt die Bedürfnisbefriedigung defizitär, bedingt durch eine falsche Passform, zeitliche Verzögerung oder eine ungeeignete Bezugsperson, so kann das erhebliche Auswirkungen auf das Kind und auf dessen späteres Erleben haben. Zudem kann es den Umgang mit den eigenen Bedürfnissen beeinträchtigen. Während sich bei erfolgreicher Befriedigung Gefühle von Glück, Zufriedenheit und Freude einstellen (Pesso & Moser, 1999), so entstehen bei fehlgeleiteter Bedürfnisbefriedigung Gefühle von Frust, Aggressivität, Verzweiflung und Schmerz (Pesso, 2005).

Die Erfahrungen von ungestillten Bedürfnissen können die Erlebnisse in der Gegenwart beeinflussen, indem sie die Hoffnung auf zukünftige Bedürfnisbefriedigung einschränken (Pesso

& Moser, 1999; Pesso, 2005; Pesso & Thole-Bachg, 2007). Dieser Aspekt lässt sich mit der Begrifflichkeit des „strukturgebundenen Erlebens" (Gendlin, 1964; zit. nach Wiltschko, 2007, S. 99) aus der Focusing-Therapie vergleichen.

Laut Pesso (2005) resultiert aus der erlebten defizitären Bedürfnisbefriedigung in der Vergangenheit die Erwartung, dass auch in der Gegenwart und in der Zukunft die eigenen Bedürfnisse nicht vollkommen befriedigt werden können. Auf diese Weise entstehen dysfunktionale Schemata, die das gesamte Weltbild negativ beeinflussen (Pesso, 2005). Pesso und Moser (1999) konstatieren dazu, dass „die Erfahrungen der Gegenwart [werden] immer durch die „Brille" der Erinnerung an die Vergangenheit gesehen" (Pesso & Moser, 1999, S. 219, Hervorhebung im Original) werden.

Der Mensch ist jedoch fähig, defizitäre Bedürfnisbefriedigung zu kompensieren (Fischer-Bartelmann, 2005). Ein kleines Kind, das sich nach einem Sturz sehnlichst die Umarmung seines Vaters wünscht – als Befriedigung des Bedürfnisses nach Schutz (siehe Abschnitt 2.2.3.6, S. 22 dieser Arbeit) –, diese jedoch nicht erhält, wird dieses Verlangen vielleicht mit der Umarmung seines Teddybären zu kompensieren versuchen. Diese Umarmung wird das Kind möglicherweise in gewissem Maße trösten, sie ist aber nicht „passend" (Schrenker & Fischer-Bartelmann, 2003, S. 307) zu dem Bedürfnis, welches das Kind verspürt. Das Kind wird diese Erfahrung abspeichern. Tritt das Bedürfnis nach Schutz erneut ins Bewusstsein, so wird das Kind dieses Verlangen aufgrund der Erinnerung an die verwehrte Umarmung des Vaters nicht in seiner gesamten „Form" zulassen, sondern nur so weit, wie es befriedigt werden kann, möglicherweise durch tröstende Worte des Vaters oder die erneute Umarmung des Kuscheltieres. Auf die Weise passt das Kind die ins Bewusstsein tretenden Bedürfnisse an die Außenwelt an und an die Möglichkeiten, wie auf die Bedürfnisse reagiert werden kann. Obgleich die Sehnsucht nach der Befriedigung des Bedürfnisses bestehen bleibt (Pesso, 1999/2008), wird das Kind das nicht befriedigte Verlangen beim nächsten Auftreten zurückhalten oder nur fragmentär zulassen, um nicht erneut frustriert oder enttäuscht zu werden. In der Terminologie der personenzentrierten Systemtheorie stellt das Kind auf diese Weise eine neue Ordnung her und „reduziert damit die Unsicherheit und schafft so Verlässlichkeit" (Kriz, 2004, S. 20). Damit werden jedoch Teile des Selbst, zu dessen Stärkung die Bedürfnisbefriedigung beiträgt, abgelehnt oder unterdrückt (Pesso & Moser, 1999). Die Autonomie, die nur entwickelt werden kann, wenn die Bedürfnisbefriedigung konkret, symbolisch und schließlich selbstständig geschieht, wird in ihrer Entwicklung beeinträchtigt, wenn die Bedürfnisbefriedigung defizitär verläuft.

Insbesondere aus diesen Gründen erscheint das frühzeitige Aufdecken von defizitärer Bedürfnisbefriedigung von großer Relevanz. Das therapeutische Vorgehen von Feeling-Seen erscheint diesbezüglich besonders sinnvoll zu sein, da versucht wird, diese Defizite aufzuspüren (Bachg, 2007). In den Sitzungen werden die unerfüllten Bedürfnisse des Kindes offengelegt und befriedigt. Da all dieses in Anwesenheit der Eltern geschieht, soll eine Übernahme der von den Eltern bezeugten Erkenntnisse bezüglich der fehlgeleiteten Bedürfnisbefriedigung in den Alltag sichergestellt werden (Bachg, 2008a). Die Eltern sollen sich in alltäglichen Situationen an die Ergebnisse der Feeling-Seen-Sitzung erinnern und dem bisher unerfüllten Begehren ihres Kindes nachkommen. So soll es dem Kind laut Bachg (2008a) ermöglicht werden, seinen Selbstwert zu stärken und in Zukunft besser mit Schwierigkeiten oder leidvollen Erfahrungen zurechtzukommen. Zudem wird das Kind durch die Erfahrung, dass auf seine Bedürfnisse passend von den Eltern reagiert wird, die Zuversicht entwickeln, dass auch zukünftige Bedürfnisse befriedigt werden (Pesso, 2003/2008).

Das impliziert jedoch nicht, dass diejenigen, deren Bedürfnisse in der Vergangenheit stets befriedigt wurden, keine leidvollen Erfahrungen machen. Laut Pesso und Moser (1999) können sie auch Leid und Kummer erleben, haben aber eine bessere Basis, um mit etwaigen Problemen umzugehen. PBSP kann nicht gewährleisten, dass die Klienten, die ihre Therapie erfolgreich abgeschlossen haben, vor jedweden Schwierigkeiten bewahrt werden, aber sie kann ihnen helfen, eine Ausgangsbasis zu schaffen, die einen verbesserten Umgang mit Problemen und leidvollen Erfahrungen ermöglicht.

Um ein konkretes Verständnis der Bedürfnisse im Einzelnen zu gewährleisten, sollen sie im Folgenden näher erläutert werden.

2.2.3.3 Platz

Seinen ersten Platz nimmt ein Kind intrauterin ein (Pesso et al., 1994). Bereits pränatal macht ein Kind körperlich die Erfahrungen, wie geborgen und erwünscht es sich an diesem Platz fühlen kann. Unter anderem über die motorischen Signale der Mutter und über ihre Stimme kann das Kind ihr Befinden ihm gegenüber erleben (Pesso et al., 1994, vgl. auch Säuglingsforschung, z. B. Oerter & Montada, 2002). Ist die Mutter beispielsweise vergewaltigt worden oder wurde das Kind von einem gewalttätigen Vater gezeugt, wird die Mutter möglicherweise kaum oder weniger glücklich mit ihrem ungeborenen Kind sprechen, da die Freude auf das Kind durch die zuvor erlebten negativen Ereignisse beeinträchtigt ist. Das Erleben des Kindes wird anders sein, als wenn das Kind von der Mutter gewünscht ist, liebevoll erwartet und mit allem versorgt wird, was es als Fötus braucht. Das Kind prägt sich diese ersten Interaktionen ein und wird durch sie in der postnatalen Erwartung beeinflusst, erwünscht zu sein oder nicht (Pesso et al., 1994). Zudem bereitet diese vorgeburtliche körperliche Erfahrung vor, wie sicher und geborgen sich der heranwachsende Mensch in seinem eigenen Körper fühlen wird.

Nach der Geburt ist maßgeblich, dass das Kind erlebt, einen eigenen und individuellen Platz in der Familie und auf der Welt zu haben. Wenn das Kind beispielsweise durch die liebevolle Behandlung vonseiten seiner Eltern, spürt, dass es von ihnen geliebt wird und damit einen Platz in ihrem Leben hat, dann gilt dieses Erleben für das Kind als Bestätigung seiner selbst und als Rechtfertigung seines Daseins auf der Welt (Pesso, 1999/2008). An diesem Platz ist es zu Hause, wird beschützt, hat aber auch Rechte. Von diesem Platz aus kann sich das Kind entwickeln und seine Individualität herausbilden.

Bachg (2008a) beschreibt das Bedürfnis in seiner Terminologie von Feeling-Seen damit, dass das Kind fühlt, einen Platz zu haben, wenn es sich gesehen fühlt. Das Kind spürt, dass es von seinen Eltern mit seinen eigenen Bedürfnissen und seiner individuellen Persönlichkeit wahrgenommen und akzeptiert wird, und fühlt sich aufgrund dessen liebenswert. Nimmt es eine gegenteilige Einstellung seiner Eltern ihm gegenüber wahr, fühlt sich das Kind abgelehnt und überflüssig. Es malt sich aus, dass das Leben woanders, möglicherweise in einem anderen Land, schöner wäre. Im Extremfall stellt sich nur der Suizid als Ausweg dar (Pesso, 1999/ 2008; Bachg, 2007). Die Hoffnung, einen Platz zu bekommen, richtet sich somit nicht mehr auf das Leben, sondern auf etwas außerhalb davon.

2.2.3.4 Nahrung

Das Bedürfnis nach Nahrung bezieht sich im direkten Sinne auf die Versorgung mit Essen, das zuerst in der Gebärmutter über die Nabelschnur befriedigt wird (Pesso et al., 1994). Die Kalorienaufnahme füllt den Körper und vermittelt Gefühle von Wärme und Glück. In symbolischer Form bedarf das Kind laut Pesso et al. (1994) solcher Nahrung, die sein Selbstwertgefühl steigert und es in seinem Dasein bestärkt. Darunter fallen Lob, Anerkennung und Komplimente sowie jede andere Bestätigung des Selbstwertes. Auf diesem Wege kann das Selbstwertgefühl gestärkt werden. Es entstehen ebenfalls Glücks- und Zufriedenheitsgefühle.

Erfolgt im Leben eine Deprivation an Nahrung, in konkreter oder symbolischer Form, so kommt es zu Gefühlen von Leere, die in Unzufriedenheit, Frustration und Ärger übergehen.

2.2.3.5 Unterstützung

Die erste Unterstützung erfährt ein Kind intrauterin. Dort wird es durch den Körper der Mutter gehalten und davor bewahrt, mit seinem zerbrechlichen und sich entwickelnden Körper den Kräften der Schwerkraft ausgeliefert zu sein (Pesso et al., 1994). Entsprechend müssen die Eltern dem Säugling nach der Geburt den Kopf und den Rücken stützen, da er motorisch nicht in der Lage ist, sich selbstständig zu halten und sich vor einem Sturz und damit der Schwerkraft zu schützen. Dem Kind wird auf diese Weise „ein Gefühl für Boden und Basis" (Pesso et al., 1994, S. 72) vermittelt.

Verständlich ist somit auch, dass dieses Gefühl körperlich über „die gewichtstragenden Körperteile" (Fischer-Bartelmann, 2005, S. 289) wie den Hals, den Rücken, die Unterseite der Beine oder die Fußsohlen spürbar wird. In der Feeling-Seen-Sitzung lässt sich das umsetzen, indem sich das Kind beispielsweise auf den Schoß eines Elternteils setzt, sich an dessen Körper anlehnt und der Hauptteil der eben genannten Körperteile vom Körper des Erwachsenen in direkter Berührung gehalten wird.

Unterstützung erfährt ein Kind faktisch immer dann, wenn es von den Eltern in den Arm genommen und gehalten wird (Pesso et al., 1994). Diesen Halt nimmt es auch wahr, wenn die Eltern Hilfestellungen bei der Erreichung von Zielen geben, seien es konkrete oder symbolische. Im Idealfall bieten die Eltern ihrem Kind auf diese Weise einen wohl behüteten Ausgangspunkt, von dem aus es explorieren und sich weiterentwickeln kann. In der Bindungstheorie wird hierbei von einer „sichere[n] Basis" gesprochen, von der aus ein Kind bei guter Bindung zu seinen Eltern die Welt erkunden kann (Ainsworth & Wittig, 1969/2003).

Wenn jedoch Defizite in der Erfüllung des Bedürfnisses nach Unterstützung vorliegen, so hat das Kind das Gefühl, „den Boden [unter den Füßen] zu verlieren" (Pesso et al., 1994, S. 73), und es werden vermehrt Stürze oder auch Fallträume berichtet. Das Kind klagt in diesem Fall vermehrt über Schwindel- und Ohnmachtsgefühle.

2.2.3.6 Schutz

Den allerersten Schutz genießt ein Kind im Mutterleib, wo es gegen Einflüsse aus der Umwelt abgeschirmt ist (Pesso et al., 1994). Wichtig ist, dass dieser Schutz auch nach der Geburt bestehen bleibt und das Kind vor äußeren Verletzungen, beispielsweise durch Tiere, Autos oder andere Menschen, behütet wird. Auch auf symbolischer, nicht körperlicher Ebene müssen die Eltern ihrem Kind Schutz bieten und es vor Herabwürdigungen oder Ungerechtigkeiten bewahren. Sie haben die Aufgabe, seine Rechte vor anderen zu verteidigen und es auf diese Weise zu schützen. Alles, was die körperliche und seelische Integrität des Kindes verletzt, bedarf der Hilfe der Eltern. Ansonsten ist das Kind irritiert, verunsichert, frustriert, ängstlich und aggressiv (Pesso et al., 1994).

Traumata jeglicher Art, seien es Übergriffe auf das Kind, Unfälle, möglicherweise auch Operationen, Verluste oder Trennungssituationen, stellen sich als Defizite von Schutz dar. Ebenso schutzverletzend erlebt ein Kind aber auch Auseinandersetzungen zwischen den Eltern, weshalb es Angst bekommt, da die Eltern – wie es das evolutionäre Gedächtnis (siehe Abschnitt 2.2.5.1, S. 24 dieser Arbeit) vermittelt – als diejenigen erlebt werden, die primär für das Gewähren von Schutz zuständig sind. Die Angst, die ein Kind in solchen Situationen überkommt, ist seine Reaktion auf den defizitär erlebten Schutz durch Mutter und Vater.

Das Kind prägt sämtliche Erfahrungen von negativen und verletzenden Einflüssen von außen, seien sie psychischer oder physischer Natur, seinem autobiographischen Gedächtnis (siehe Abschnitt 2.2.5.1, S. 24 dieser Arbeit) ein und erinnert sich an diese in späteren Situationen, in denen das Bedürfnis nach Schutz zentral ist. Durch solche Erlebnisse wird das Kind entweder eine eigene Kraft entwickeln, um Widerstand leisten zu können, indem es nichts mehr an sich herankommen lässt und sich nur noch auf die eigenen inneren Vorgänge konzentriert. Oder es wird diesen äußeren Kräften machtlos unterliegen und verletzt werden.

Wird der Schutz in unzureichender Form von dem Kind erlebt, so kann es neben Hilflosigkeit und Verletztheit auch Irritation und Frustration empfinden. Schlimmstenfalls kann sich bei ihm das Gefühl einstellen, dass es die Ungerechtigkeiten verdient hat.

2.2.3.7 Grenzen

Wie bei den anderen Bedürfnissen nimmt ein Kind auch seine Grenzen zuerst intrauterin wahr. Wenn es sich bewegt, erfährt es die Begrenzung durch den ihn umgebenden Mutterleib.

Das Kind bemerkt, dass es auf seinen Körper beschränkt ist und es auch ein Gegenüber, wie in diesem Fall seine Mutter, gibt (Bachg, 2008b). So lernt das Kind, durch seinen eigenen Körper „definiert zu sein" (Pesso, 1999/2008, S. 48).

In PBSP beschreibt das Bedürfnis nach Grenzen und Begrenzung zudem den angemessenen Umgang des Kindes mit seinen aggressiven und sexuellen Impulsen. Jedes Kind testet irgendwann einmal aus, wie stark es ist und wie viel es mit seiner Stärke in dieser Welt bewirken kann (Pesso et al., 1994). Es ist essenziell, dass es diese Stärke ausprobieren kann. Eltern sollten demnach die Aggressionen begrüßen. Sie sollen ihnen jedoch einen Rahmen nach ihrer Angemessenheit stecken, so dass das Kind dabei weder Gefühle von Omnipotenz noch von Machtlosigkeit erlangt. Sie sollten ihrem Kind im Umgang mit seinen Aggressionen assistieren und ihm helfen, mit seinen Impulsen umzugehen. Wird die Impulsivität des Kindes zu stark gehemmt, kann dies negative Auswirkungen haben, indem sich das Kind zu sehr eingeengt fühlt und schließlich Schuldgefühle entwickelt, wenn als Resultat die Impulse nach innen gerichtet werden.

Was für den Ausdruck von Aggressionen gilt, gilt ebenso für den Ausdruck von sexuellen Impulsen, die ein Kind entwickeln darf, die dessen ungeachtet nicht überhand nehmen dürfen. Optimal ist die Begrenzung, wenn das Kind den Umgang mit seinen Gefühlen lernt und sich dessen sicher wird. Auf diese Weise kann es in richtiger Form Selbstkontrolle erlernen. Grenzen setzen die Eltern gemäß PBSP (Pesso et al., 1994) auch dann, wenn sie die Grundbedürfnisse des Kindes befriedigen und ihm damit vermitteln, dass seine Bedürfnisse angemessen und handhabbar sind.

2.2.4 Entwicklung individueller Einzigartigkeit

Neben der Erfüllung der Bedürfnisse wird die Entwicklung der individuellen Einzigartigkeit von Pesso (1999/2008) zu den zentralen Entwicklungsaufgaben gezählt. In Anbetracht dessen, dass jeder Mensch einzigartiges Erbgut in Form von Chromosomen aufweist, hat er die Möglichkeit, individuelle Fähigkeiten und Talente zu entwickeln. Auf diese Weise ist er befähigt, einen einzigartigen Beitrag zu unserer Welt zu leisten und somit seinem Leben einen Sinn zu geben (Pesso, 1999/2008). Pesso und Crandel (1991) beschreiben, dass ein Mensch, der es schafft, sein gesamtes Potential an Fähigkeiten und Talenten herauszubilden, ohne dabei durch ungünstige Lebensumstände beeinträchtigt zu sein, sein wahres Selbst erlangen kann.

Voraussetzung für die Entwicklung der individuellen Einzigartigkeit ist allerdings, dass die Eltern die Entwicklung von Fähigkeiten und Talenten bei ihrem Kind unterstützen, es ausprobieren und erkunden lassen, was ihm Spaß macht und was es besonders gut kann.

Manche Eltern hindern ihre Kinder daran, das Interesse gegenüber sich selbst und ihrem Leben auszuleben. Sie nehmen ihnen damit die Möglichkeit, ihre Einzigartigkeit in ganzer Fülle zu entfalten und ihre Begabungen zu entdecken (Pesso & Moser, 1999). In der Folge verzweifeln die Kinder und empfinden ihr Leben als sinnlos.

Angemerkt sei an dieser Stelle, dass kaum jemand erlebt, dass er zu jeder Zeit seinen Fähigkeiten nachgehen und diese ausleben kann oder alle seine in der Kindheit aufgetretenen Bedürfnisse nach den oben beschriebenen Grundsätzen erfüllt werden (Pesso & Moser, 1999).

Welche kompensatorische Handlungsweise manchmal von einem Kind gewählt wird, wenn seine Bedürfnisse von den Eltern nicht vollständig befriedigt werden können, beschreibt das PBSP-Konstrukt „Holes in Roles“ (Pesso, 2003).

2.2.5 Holes in Roles – „Löcher“ im familiären Rollensystem

Bevor näher auf das Konzept von Holes in Roles eingegangen wird, sollen zunächst die zwei Formen des Gedächtnisses näher erläutert werden, denen Pesso (2005) in PBSP und für dieses Konstrukt eine große Relevanz zuschreibt.

2.2.5.1 Das autobiographische und das evolutionäre Gedächtnis

In der Literatur werden verschiedene Gedächtnissysteme voneinander unterschieden. Das Arbeitsgedächtnis (Baddeley, 1986), das Kurzzeit- und das Langzeitgedächtnis (Atkinson & Shiffrin, 1968) sowie das autobiographische Gedächtnis (Rubin, 1986) sind nur einige davon. Pesso (2005) konzentriert sich in seiner Theorie auf das autobiographische oder individuelle und das evolutionäre oder genetische Gedächtnis (im Folgenden als autobiographisches und evolutionäres Gedächtnis beschrieben). Sie lassen sich als ontogenetisches und phylogenetisches Gedächtnis bezeichnen. „Bei unserer Geburt ist unsere autobiographische Erinnerung eine ‚Tabula rasa‘“ (Pesso, 2005, S. 310, Hervorhebung im Original). Geprägt von unseren Erfahrungen und Erlebnissen bildet sich das autobiographische Gedächtnis im Laufe unseres Lebens heraus. Abgespeichert werden hierbei alle Arten von erlebten Interaktionen, aber auch von befriedigten und unerfüllten Bedürfnissen (Fischer-Bartelmann & Roth-Blitz, 2004). Was erlebt wird, beeinflusst dann wiederum alle folgenden Erlebnisse. Bachg (2004) konstatiert, „Sehen ist also gleichzeitig erinnertes Sehen“ (Bachg, 2004, S. 284). Denn alles, was in der Vergangenheit erlebt wurde, wird im autobiographischen Gedächtnis abgespeichert und wirkt sich auf zukünftige Ereignisse aus, da das gegenwärtige und zukünftige Erleben mit Erwartungen verknüpft ist, die durch vorherige Erfahrungen entstanden sind. Folglich ist es möglich, dass ein Erwachsener, der als Kind nie oder nur selten für seine Leistungen gelobt wurde und Nahrung somit nie in symbolischer Form, sprich als Nahrung für den Selbstwert, erhalten hat, auch als Erwachsener dies nicht erwartet (Fischer-Bartelmann & Roth-Blitz, 2004). Er wird möglicherweise nicht davon ausgehen, von seiner Partnerin gelobt zu werden, da er die Gegenwart vor dem Hintergrund der defizitären Bedürfnisbefriedigung seiner Kindheit sieht. Das Bedürfnis nach symbolischer Nahrung ist keineswegs verloren gegangen, jedoch überwiegt die Resignation aufgrund früherer Erfahrungen.

Ähnlich kann es auch einem 12-jährigen Jungen gehen, der als Kleinkind nach einem Sturz nicht zum Trost in den Arm genommen wurde, wodurch das Bedürfnis nach symbolischer

Unterstützung unbeantwortet blieb. Ihm fehlte somit eine Hilfestellung, die ihm die Verarbeitung dieser Erfahrung erleichtert hätte. Aufgrund der gemachten Erfahrung erwartet der Junge nach einem erlittenen Schlag im Streit mit Gleichaltrigen möglicherweise nicht, die tröstende Nähe der Eltern zu spüren.

Das evolutionäre Gedächtnis existiert bereits zum Zeitpunkt unserer Geburt und hat die primäre Funktion, unser Überleben sowie das unserer Spezies zu sichern (Pesso & Thole-Bachg, 2007). Daneben sind im evolutionären Gedächtnis auch alle Arten von Beziehungsmustern zu jeglichen Familienmitgliedern gespeichert und die eigenen Reaktionen auf diese Figuren, verknüpft mit der erwarteten adäquaten Interaktion vonseiten der Familienmitglieder (Pesso, 2003; Fischer-Bartelmann & Roth-Blitz, 2004). So weiß ein Kind, dass sich seine Geschwister wegen des anderen Verwandtschaftsgrades ihm gegenüber anders verhalten als seine Großeltern. Zudem verfügt das Kind durch das evolutionäre Gedächtnis über Informationen, welches Verhalten es von den jeweiligen Verwandten aufgrund ihres Verwandtschaftsgrades erwarten kann und welches Verhalten von dem Kind selbst gegenüber den unterschiedlichen Familienmitgliedern erwartet wird (Pesso & Thole-Bachg, 2007). Diese Vorstellung deckt sich mit dem Konzept der „Erwartungs-Erwartung" aus der personenzentrierten Systemtheorie (Kriz, 2004, S. 58), die Interaktionen dadurch bestimmt sieht, dass jede Person gelernt hat, eine richtige Erwartung dafür zu entwickeln, welches Verhalten andere von ihr erwarten. Gemäß PBSP verfügt das Kind somit über einen inneren Plan von dem Verhalten jeder Familienfigur und von der Fähigkeit, selber jede dieser Rollen einzunehmen, auch wenn sie eigentlich nur vom anderen Geschlecht ausgefüllt werden können (Fischer-Bartelmann & Roth-Blitz, 2004).

Fischer-Bartelmann und Roth-Blitz (2004) beschreiben, dass in einer gesunden Entwicklun das Kind die Rollen übernehmen wird, die ihm von seinem evolutionären Gedächtnis vorgegeben werden. So wird ein Mädchen zuerst die Rolle der Tochter, und vielleicht der Schwester einnehmen, mit der sexuellen Reife die der Frau und Partnerin. Erst wenn die emotionale Entwicklung ausgereift ist und genügend Verantwortung übernommen werden kann, wird es die Rolle einer Mutter einnehmen.

Hier wird eine Parallele zu der Befriedigung der oben erläuterten Entwicklungsbedürfnisse deutlich. Auch für die Rolleneinnahme gibt es ein bestimmtes Zeitfenster, in dem die jeweilige Rolle genau passend ist (Fischer-Bartelmann & Roth-Blitz, 2004). Genauso wie die Bedürfnisbefriedigung erst konkret, dann symbolisch und schließlich autonom geschieht, so befindet sich jede Person in der Rolle des Kindes erst in einer nehmenden und passiven Rolle, in der es versorgt und von den Eltern beschützt wird. Ab einer bestimmten Reife nimmt es dann eine aktive, gebende Rolle ein, in der es auch Sorge für sich selbst und schließlich für andere tragen kann.

2.2.5.2 Holes in Roles – Lücken im familiären Rollengefüge

Neben dem Wissen um die eigene Rolle und das Verhalten aller anderen Rollen im Familiensystem trägt ein Kind die Überzeugung in sich, dass jeder Mensch Bedürfnisse hat und eine Mutter wie auch einen Vater braucht (Fischer-Bartelmann & Roth-Blitz, 2004; Pesso & Thole-Bachg, 2007). Entsprechend erwartet es, dass seine Eltern jeweils einen eigenen Vater und eine eigene Mutter haben. Es trägt in sich das Bild eines vollständigen Familiensystems mit Vater, Mutter und Kindern (Pesso & Thole-Bachg, 2007). Diese Vorstellung eines „Idealzustands" (von Schlippe & Schweitzer, 2003, S. 62) des Familiensystems entspricht dem Homöostasemodell (vgl. von Schlippe & Schweitzer, 2003) der systemischen Therapie.

Eine Lücke[2] („hole[s]") im familiären Rollengefüge („in roles") entsteht unter anderem dann, wenn ein Familienmitglied verstirbt oder die Familie verlässt (Pesso, 2003). Wenn das Kind miterlebt oder durch berichtete Geschichten erfährt, dass beispielsweise der Vater der eigenen Mutter früh verstorben ist oder dass der Vater nach der Trennung der Eltern keine Partnerin findet, empfindet das Kind diesen Umstand als ungerecht und verspürt Mitleid mit dem betroffenen Familienmitglied (Pesso & Thole-Bachg, 2007). Laut Pesso und Thole-Bachg (2007) entsteht im Kind der Antrieb, diese Ungerechtigkeit auszugleichen, da die ihm selbst bekannten Bedürfnisse nicht erfüllt worden sind. Systemtheoretisch gesprochen löst die Wahrnehmung des unvollständigen Familiensystems eine „Komplettierungsdynamik" (Kriz, 2004, S. 22) in dem Sinne aus, dass in dem Kind der Impuls entsteht, die ihm bekannte Ordnung des Systems wiederherstellen zu wollen. Zudem erhofft sich das Kind anfangs, dass in der Umkehr die Mutter, die einen Vater hat, zufriedener ist und sich infolgedessen auch besser um ihre eigenen Kinder kümmern und auf deren Entwicklungsbedürfnisse besser eingehen kann (Pesso, 2003). Das Kind übernimmt unbewusst das in seinem evolutionären Gedächtnis verankerte Verhalten des Vaters der eigenen Mutter. Es füllt mit der Übernahme der Rolle die Lücke, die in dem Familiensystem entstanden ist, um wieder Gerechtigkeit für seine Mutter und letztendlich auch für sich selber herzustellen (Pesso & Thole-Bachg, 2007). Aus Sicht der systemischen Therapie sorgt das Kind damit wieder für das Gleichgewicht im Familiensystem (von Schlippe & Schweitzer, 2003). Wird das Familiensystem aufgrund der Rollenübernahme entsprechend der Kenntnisse des evolutionären Gedächtnisses wieder als vollständig wahrgenommen, erfüllt die damit wiederhergestellte Gerechtigkeit das Kind mit einer tiefen Zufriedenheit und Erleichterung (Fischer-Bartelmann & Roth-Blitz, 2004).

Übernimmt das Kind zu früh in seiner Kindheit eine Rolle, kann dies negative Konsequenzen für seine eigene Entwicklung haben (Pesso, 2003). Wenn sich das Kind beispielsweise in

2 Es sei an dieser Stelle angemerkt, dass kaum eine deutsche Übersetzung dem englischen Begriff „hole" gerecht wird. Das Wort „hole" leitet sich etymologisch aus dem griechisch-lateinischen Begriff Holismus ab, was so viel bedeutet wie „Lehre, die alle Erscheinungen des Lebens aus einem ganzheitlichen Prinzip ableitet" (Duden, 2001). Demnach bezieht sich „hole" aus dem PBSP-Konzept „Holes in Roles" nicht nur auf die Lücke, sondern auch auf das gesamte Familiensystem.

der übernommenen Rolle des Vaters der eigenen Mutter darum bemüht, die grundlegenden Bedürfnisse der Mutter zu befriedigen, so wird sich laut Pesso und Thole-Bachg (2007) die Fähigkeit des Kindes vermindern, sich der Befriedigung seiner eigenen Bedürfnisse anzunehmen.

Wie bereits im Abschnitt 2.2.3 (S. 16 dieser Arbeit) erläutert, müssen die Grundbedürfnisse zuerst von jemand anderem – konkret und symbolisch – und anschließend selbstständig befriedigt werden, damit sich die Selbstständigkeit und Autonomie einer Person entwickeln kann (Pesso, 1999/2008). Im Anschluss kann sich die Person auch um die Bedürfnisbefriedigung anderer kümmern, ohne eigene Interessen außer Acht zu lassen. Wird dieser Prozess jedoch gestört, indem ein Kind frühzeitig Sorge für andere und deren Bedürfnisse übernimmt, kann das Kind die Fähigkeit, eigene Interessen, sprich die Befriedigung seiner eigenen Bedürfnisse zu verfolgen, nicht adäquat ausbilden (Fischer-Bartelmann & Roth-Blitz, 2004). In der Folge werden Schwierigkeiten auftreten, sich der Befriedigung seiner eigenen Entwicklungsbedürfnisse anzunehmen (Pesso & Thole-Bachg, 2007) und sich von jemand anders versorgen oder helfen zu lassen (Fischer-Bartelmann & Roth-Blitz, 2004). Damit ist die Entwicklung von Selbstständigkeit und Autonomie beeinträchtigt.

Es erscheint fraglich, welchen Vorteil das Kind aus der Rollenübernahme ziehen kann. Der Gewinn des Kindes besteht in dem Wissen, dass es mit der Übernahme des Verhaltens der fehlenden Familienfigur ganz allein und genau passend die Bedürfnisse des bedürftigen Familienmitgliedes, also der Mutter, die ihren Vater entbehren musste, stillen kann. Das Kind entwickelt Gefühle von Einzigartigkeit und Unentbehrlichkeit, und es entsteht in ihm der Eindruck von Omnipotenz (Fischer-Bartelmann & Roth-Blitz, 2004; Pesso & Thole-Bachg, 2007).

2.2.5.3 Aufdecken der Rollenübernahme in der Therapie

Es ist von großer Relevanz, die Rollenübernahme in dem therapeutischen Gespräch innerhalb von Feeling-Seen aufzudecken, damit das Kind die altersungemäße Verantwortung, die mit der Rollenübernahme einhergeht, abgeben kann. Auf diese Weise kann sich das Kind mit seinen eigenen Bedürfnissen wieder „gesehen fühlen" (Hervorhebung durch Verf.) und sich primär auf die Befriedigung der eigenen Bedürfnisse konzentrieren.

Der Therapeut versucht aufzudecken, ob es jemanden in der Familie des Kindes gibt, für den es sorgt, und ob das Kind Ungerechtigkeiten im Familiensystem empfindet (Bachg, 2008a). Entsprechend dem oben angebrachten Beispiel, in dem der Vater der Mutter früh verstorben ist, könnte der Therapeut möglicherweise herausfinden, dass sich das Kind um seine Mutter kümmert, weil sie ihm wegen des frühen Todes des Vaters leidtut. Aus Sorge um die Mutter ist es möglich, dass das Kind seine eigenen Bedürfnisse zurückstellt oder nur geringfügig zulässt (Pesso & Thole-Bachg, 2007).

Um dem Kind zu ermöglichen, sich vermehrt seinen eigenen Wünschen und Verlangen zu widmen, wird sich in dem Beispiel ein idealer Vater (siehe Abschnitt 2.2.7.2, S. 31 dieser Arbeit) für die Mutter vorgestellt, der nicht so früh gestorben wäre. Durch diese Imagination wird der Therapeut in den körperlichen Reaktionen des Kindes dessen „Entspannung und Entlastung“ (Pesso & Thole-Bachg, 2007, S. 202) wahrnehmen.

Es wird angenommen, dass das Kind durch die Bildung dieser neuen, synthetischen Erinnerung (siehe Abschnitt 2.2.7.2, S. 31 dieser Arbeit) wieder Gerechtigkeit wahrnehmen wird (Fischer-Bartelmann & Roth-Blitz, 2004), da das Familiensystem der Mutter wieder vollständig ist. Es braucht nun nicht mehr in der Rolle des Vaters seine eigene Mutter zu versorgen und kann sich wieder der Befriedigung seiner eigenen Entwicklungsbedürfnisse widmen.

Fischer-Bartelmann und Roth-Blitz (2004) beschreiben es als nicht verwunderlich, wenn beim Aufdecken und daraus folgenden Aufgeben dieser Rollenübernahme beim Klienten ambivalente Gefühle entstehen. Obgleich die eigenen Bedürfnisse wieder in den Vordergrund gestellt werden, wird sich die Annahme des Versorgtwerdens anfangs als diffizil erweisen. Es ist verständlich, dass der Verlust der autokratischen Position im familiären Rollensystem nicht erstrebenswert erscheint.

Wie wichtig das rechtzeitige Erkennen dieser Rollenübernahmen ist, beschreibt auch Giger-Bütler (2003). Er weist darauf hin, dass es für den Betroffenen mit zunehmendem Alter immer schwieriger wird, Veränderungen zu schaffen und von den altbekannten, jedoch überfordernden Mustern abzurücken. Es besteht überdies die Gefahr, dass unentdeckte oder zu spät entdeckte Überforderungen, die in der Kindheit oft unbemerkt aufgetreten sind und den Kindern oft nicht bewusst sind, im Erwachsenenalter Ursache für Depressionen sein können (Giger-Bütler, 2003).

Sowohl Giger-Bütler (2003) als auch Bachg (2007) sind der Ansicht, dass diese Kinder häufig in einem Dilemma stecken. Die übernommene Rolle oder die übernommene Verantwortung überfordert sie einerseits, bewirkt jedoch andererseits, dass sie für ihre frühe Selbstständigkeit und Reife von ihren Eltern und der Umwelt Anerkennung erhalten. Bachg (2008a) sieht hier die Aufgabe von Feeling-Seen, die dysfunktionalen Verhaltensmuster aufzudecken, den Eltern die Verantwortung, die ihr Kind übernommen hat, wieder aufzutragen und somit ihrem Kind Entlastung zu schaffen.

Mit Hilfe der körperorientierten Interventionstechnik des Microtrackings wird das Aufdecken jeglicher Probleme und Belastungen erleichtert.

2.2.6 Microtracking

Das „Microtracking“ (Pesso, 1999/2008, S. 66), sprich „Mikro-Spuren-verfolgen“ (Pesso, 2005, S. 311) beschreibt eine fundamentale Interventionstechnik von PBSP, mit der auch in Feeling-Seen erreicht wird, dass das Kind oder der Jugendliche sich gesehen fühlt. Hierbei beobachtet der Therapeut minutiös die Körpersprache, den Klang der Stimme, die Sprache sowie die Mimik des Klienten vor dem Hintergrund des Gesprächskontextes und versucht dabei, die dahinterstehenden Gefühle zu erahnen (Pesso, 2005; Bachg, 2004). Dieses Vorgehen ähnelt dem *„Pacing oder Spiegeln“* des neurolinguistischen Programmierens (Bandler et al., 1987, S. 101; Hervorhebung im Original), den „Utilisationstechniken“ der Hypnotherapie

(Erickson et al., 1981, S. 79), welche die Tranceinduktion ermöglichen, sowie der gesprächspsychotherapeutischen Interventionstechnik der „Verbalisierung emotionaler Erlebensinhalte" (vgl. Kriz, 2007, S. 24), die auf Rogers' Konzept des „einfühlenden Verstehens" (1981) beruht. Zwar resultieren diese Interventionstechniken ebenso wie das Microtracking in der Benennung der Emotionen oder affektiven Veränderungen des Klienten, ohne eine Interpretation darzustellen, dennoch unterscheiden sie sich vom Microtracking. In letzterem wird nicht wie bei den anderen Vorgehensweisen lediglich das Verhalten oder die Emotion benannt, die der Therapeut erkennt oder aus den Aussagen des Klienten heraushört. Der PBSP-Therapeut bezieht sich darüber hinaus auf detaillierte Veränderungen im körperlichen Ausdruck des Klienten (Pesso, 2005). Wegen der großen Relevanz, die dieser Technik in PBSP beigemessen wird, wird sie von angehenden PBSP-Therapeuten bereits im ersten Ausbildungsjahr erlernt (Perquin & Fischer-Bartelmann, 2008). Hierbei wird den zukünftigen Therapeuten ein umfassendes Repertoire an Bezeichnungen für Gefühlszustände, die sich teilweise nur geringfügig voneinander unterscheiden, vermittelt.

Es liegt im Geschick des ausgebildeten PBSP-Therapeuten, minimale Veränderungen im Körperausdruck des Klienten zu erkennen und die dahinterliegenden Gefühle möglichst präzise zu benennen. Je genauer die Benennung stattfindet, so Bachg (2004), desto besser wird das Gefühl für den Klienten in seinem Körper gegenwärtig und spürbar, so „dass sich die im Klienten wach werdenden Gefühle intensivieren" (Kniep, 2005, S. 425). Auf diese Weise wird eine Verbindung zwischen körperlichen und kognitiven Prozessen geschaffen.

Der Therapeut kann durch genaue Beobachtung direkt überprüfen, wie passend seine Benennung des von ihm erahnten Gefühls des Klienten ist. Stimmt der von ihm vorgeschlagene Begriff mit dem tatsächlichen Gefühl des Klienten überein, so wird er in dessen Körpersprache als sofortige nonverbale Reaktion eine wohlige Entspannung, sogar Erleichterung feststellen können (Bachg, 2004). Moser (1999) beschreibt diese Reaktion dahingehend, dass sie „oft der von Kindern gleicht, die sich verirrt haben oder sich verloren gegangen glaubten und dann nach langem Suchen doch gefunden werden" (Moser, 1999, S. 23). Diese entsteht dadurch, dass der Klient den Eindruck bekommt, dass jemand ihn versteht und seine Lage nachempfinden kann. Auf diese positive Auswirkung des Microtracking folgt außerdem eine Zunahme von Vertrauen in der therapeutischen Beziehung (Fischer-Bartelmann, 2005), die eine Voraussetzung für die Erstellung der Struktur, dem Hauptelement des therapeutischen Handelns in PBSP und Feeling-Seen, ist.

2.2.7 Die Struktur und ihr Verlauf

Die „Struktur" (Pesso & Crandel, 1991) beschreibt die szenische Darstellung der inneren Vorgänge des Klienten. Sie wird von Pesso und Moser (1999) definiert als „motorische Rekapitulation von vergangenen realen oder phantasierten Ereignissen" (Pesso & Moser, 1999, S. 35). Hier werden negative Erlebnisse aus der Vergangenheit reinszeniert (siehe „historische Szene", Abschnitt 2.2.7.1, S. 30 dieser Arbeit), entweder in der Gruppentherapie mit Hilfe anderer Teilnehmer, die bestimmte Rollen übernehmen, oder unter Zuhilfenahme von Kissen oder in der Luft imaginierten Personen (Pesso & Moser, 1999), wie es auch in Feeling-Seen geschieht. In der Terminologie der Gestalttherapie ließe sich das Erlebnis der Vergangenheit, mit dem sich die Struktur befasst, als „unvollendete Gestalt" (Perls & Ullrich, 1969/1981, S.99) beschreiben, die beim Klienten noch in der Gegenwart eine Angespanntheit bewirkt.

Dem Klienten wird im Anschluss an die Inszenierung des vergangenen Erlebnisses mit Hilfe einer weiteren Darstellung ermöglicht zu erleben, was er sich in der Vergangenheit gewünscht und ihm Wohlbefinden vermittelt hätte (Pesso, 1999; siehe „heilende Szene", Abschnitt 2.2.7.2, S. 31 dieser Arbeit). Diese szenische Erfahrung hat, ähnlich der Katharsis bei Freud (1894; zit. nach Kriz, 1994), die von ihm als „Abfuhr des fehlgeleiteten und eingeklemmten Affektes" (S. 33) beschrieben wird, eine befreiende Wirkung (Pesso & Moser, 1999). Sie schafft Erleichterung, aber auch die Hoffnung, dass zukünftige Wünsche erfüllt werden könnten. „In der Struktur findet er Katharsis, Einsicht und Erfahrung und erhält damit ein neues Reaktionsmuster für ähnliche Situationen in der Gegenwart" (Pesso & Moser, 1999, S. 35).

Jede Struktur folgt einem festgelegten Ablauf, obgleich die Inhalte individuell unterschiedlich sind (Pesso et al., 1994). Sie knüpft an die aktuellen Empfindungen eines Klienten an (Pesso & Moser, 1999). Im Sinne der Gestalttherapie hieße das, dass mit der „dringlichsten Gestalt" begonnen wird (Perls & Ullrich, 1969/1981), da diese die vorherrschenden Emotionen beeinflusst.

2.2.7.1 Die historische Szene

Wie bereits im Zusammenhang mit der defizitären Bedürfnisbefriedigung (siehe Abschnitt 2.2.3.2, S. 18 dieser Arbeit) beschrieben, haben laut Pesso und Moser (1999) frühkindliche Erlebnisse Erwartungen bezüglich möglicher Bedürfnisbefriedigung zur Folge, welche die gegenwärtigen Gefühle beeinflussen. Der PBSP- wie auch der Feeling-Seen-Therapeut, kann davon ausgehen, dass die in der Therapiesitzung beobachtbaren Gefühlszustände des Klienten mit zuvor gemachten Erfahrungen eng verbunden sind. Aus diesem Grund knüpft er in der Sitzung zwar an die aktuellen Empfindungen im Hier und Jetzt an, fordert den Klienten aber auf, sich das Erlebnis ins Gedächtnis zu rufen, bei dem dasselbe Gefühl schon einmal, in meist noch intensiverer Form, spürbar war. Vor dem „geistigen Auge" (Pesso & Moser, 1999, S. 243) wird sich der Klient in dem Alter sehen, in dem dieses Ereignis stattgefunden hat. Er ruft sich auf diese Weise die Bilder und Erinnerungen davon ins Gedächtnis, an welchem Ort sich diese „historische Szene" (Pesso & Moser, 1999, S. 244) ereignet hat, welche Personen anwesend waren, aber auch welche Bedürfnisse er damals hatte und welche Reaktionen sein Körper gezeigt hatte. Der Klient erhält hierbei die Möglichkeit, früh aufgetretene Gefühle gegenüber Familienmitgliedern in einem geschützten Rahmen zu äußern, ohne dass die Personen dadurch diskreditiert werden (Napier, 1991).

Wenn der Klient dieses schildert, versucht der Therapeut sich ebenfalls vor seinem geistigen Auge ein Bild von diesem Ereignis zu machen. Er bemüht sich nachzuempfinden, welche

Bedürfnisse der Klient damals als defizitär befriedigt erlebte oder in welcher Hinsicht er im Sinne des Konzepts Holes in Roles zu früh Verantwortung übernommen hat. Dies ermöglicht dem Therapeuten zu erahnen, wie der Klient die damalige Situation erlebt hat (Pesso & Moser, 1999). Der Klient hat die Möglichkeit, in einem geschützten Rahmen diese negative Erfahrung wiederholt zu empfinden (Pesso & Moser, 1999).

Gleichwohl genügt laut Pesso (1999/2008) die Vergegenwärtigung der negativen Erfahrung nicht, um langfristig ein besseres Wohlbefinden zu erreichen. Freud (1914/1975) hat in der Psychoanalyse die Ansicht vertreten, eine Behandlung beinhalte lediglich, dass der Patient vergessen geglaubte Inhalte erinnert beziehungsweise wiederholt, woraufhin der Arzt ihm mit der Deutung und Aufdeckung von Widerständen hilft, diese zu überwinden. Laut Pesso (1999/2008) kann erst die Erschaffung eines „Antidots" (siehe Abschnitt 2.2.7.2, S. 31 dieser Arbeit) einen positiven Einfluss haben, da die Gegenwart und die Zukunft durch unsere erinnerten Erfahrungen, insbesondere durch die negativen, beeinflusst werden.

Schrenker und Fischer-Bartelmann (2003) halten es für umso gravierender, je früher und langwieriger negative Erfahrungen gemacht werden. Sie mutmaßen, dass derartige Verletzungen der Persönlichkeit im Säuglingsalter die größten Auswirkungen verzeichnen, da sich in dieser Zeit die Grundlagen für die wichtigsten Aspekte der Persönlichkeit, nämlich in „körperlich-physiologischer, emotionaler wie auch geistiger Weise" (Schrenker & Fischer-Bartelmann, 2003, S. 310), entwickeln.

In den therapeutischen Gesprächen soll der Klient zuerst einmal erfahren, dass seine Bedürfnisse berechtigt und nicht überdimensional sind (Schrenker & Fischer-Bartelmann, 2003). Dies geschieht durch die symbolische Befriedigung der damals unerfüllten Bedürfnisse. Bei der Bearbeitung der Erlebnisse und negativen Erfahrungen analysieren der Klient und der Therapeut gemeinsam, was der Klient als Kind, als er diese Erfahrung gemacht hat, gebraucht hätte. Es wird eine „heilende Szene" (Pesso & Moser, 1999, S. 246) erstellt.

2.2.7.2 Antidot und ideale Figuren

Das „Antidot" (Pesso & Moser, 1999, S. 246), das Gegengift (Übersetzung v. Verf.) beziehungsweise die „heilende Szene" (Pesso & Moser, 1999, S. 246), bezeichnet eine Inszenierung, die als Gegenstück zu der historischen Szene dienen soll. Sie bezeichnet eine Besonderheit, die sich bei PBSP und bei Feeling-Seen finden lässt.

Bei der Konstruktion des Antidots, einer „neue[n], synthetische[n] Erinnerung" (Pesso, 1999/2008) wird dem Klienten geholfen sich vorzustellen, wie es gewesen wäre, wenn er in der Vergangenheit die passende Erfüllung seiner Bedürfnisse erlebt hätte. Hilfreich kann dabei die Erschaffung von „idealen Figuren" (Pesso et al., 1994, S. 212) sein, die eine passende Reaktion auf die defizitäre Bedürfnisbefriedigung in der Vergangenheit zeigen (Pesso et al., 1994). In vielen Fällen werden, unter Würdigung der realen Eltern des Klienten, „ideale Eltern" (Pesso & Moser, 1999, S. 249) geschaffen. Es können aber jegliche ideale Figuren geschaffen werden wie „ideale[n] Lehrer und ideale[n] Mitschüler[n], ein idealer Freund in der Vergangenheit" (Kniep, 2005, S. 436) oder auch ideale Geschwister.

Die „ideale Mutter" und der „ideale Vater" (Pesso & Moser, 1999, S. 249) sind der Inbegriff von Eltern, beschreibbar für Kinder als „Wunscheltern" (Bachg, 2007), die immer passend auf die Bedürfnisse ihres Kindes reagieren. Sie sind von den wirklichen Eltern des Klienten unabhängig und weisen auch nicht einige ihrer positiven Eigenschaften oder deren gezeigte Reaktionen in verbesserter Form auf (Kniep, 2005). Sie stellen gänzlich neue Eltern dar.

Während in der PBSP-Gruppentherapie andere Gruppenteilnehmer die Funktionen solcher „idealen Elternfiguren" (Pesso & Moser, 1999, S. 249) übernehmen, wird in der Einzeltherapie und auch in der Feeling-Seen-Sitzung, in der nur das Kind und die beobachtenden Eltern anwesend sind, mit Stühlen, Kissen oder in der Luft imaginierten „idealen Eltern" gearbeitet (Bachg, 2008a). Auf diesem Wege soll dem Klienten veranschaulicht werden, was er in der damaligen Situation gebraucht hätte und wie es sich anfühlt, in solch einer bedürftigen Situation die erwünschte Reaktion vom „Erfüller" (Pesso & Moser, 1999, S. 225) zu erhalten.

Die negativen Erfahrungen, auf denen die gegenwärtigen Probleme basieren, entstehen, wenn es, meist in der Kindheit, zu Rollenübernahmen im Familiensystem, zu beeinträchtigter oder verhinderter Individualitätsentwicklung oder zu Erlebnissen von defizitärer Bedürfnisbefriedigung oder Traumata gekommen ist (Pesso et al., 1994). Diese Erfahrungen sollen in PBSP wie auch in Feeling-Seen aufgespürt und mit einem heilenden Gegenstück versehen werden. Zu diesem Zweck ist es wichtig, dass sich der Klient während der Inszenierung bewusst ist, in welchem Alter und von welcher Person welches Bedürfnis unbefriedigt geblieben ist (Pesso & Moser, 1999).

Beispielsweise erlebte der Klient in seiner Kindheit, dass die Mutter aufgrund einer Krankheit nicht immer für ihn da und ansprechbar war oder vielleicht sogar früh verstorben ist. In so einem Fall wird eine ideale Mutter erschaffen, die den Klienten als Kind optimal versorgt hätte und immer anwesend gewesen wäre (Pesso, 1999/2008).

Es mag für manchen schwer vorstellbar sein, dass sich ein Klient auf diese Intervention einlassen kann. Nach dem Erleben einer schmerzhaften Erfahrung erscheint es einem Außenstehenden fraglich, ob dieser Klient Interesse daran hat, sich eine ideale Mutter vorzustellen. Letztendlich hätte er sich seine wirkliche Mutter länger zur Seite gewünscht, und keine andere Mutter gewollt, die möglicherweise optimaler auf seine Bedürfnisse eingegangen wäre. Pesso und Moser (1999) stellen fest, dass es nicht der Intention von PBSP – und auch nicht der von Feeling-Seen – entspricht, die wirklichen Eltern eines Klienten abzuwerten und imaginierte ideale Eltern an deren Stelle zu setzen. Die Vorstellung letzterer soll lediglich die Kreation der neuen, synthetischen Erinnerung erleichtern. Aus diesem Grunde ist es wichtig, dass die realen Eltern während der gesamten Interaktion gewürdigt werden (Pesso & Moser, 1999).

Der Klient erlebt durch das Antidot, dass seine Bedürfnisse befriedigt werden können, und sieht die Gegenwart nicht mehr nur auf der Grundlage der negativen Erfahrung der defizitären Bedürfnisbefriedigung.

Kritisch könnte angemerkt werden, dass eine Erfahrung, die in einem sicheren Rahmen wie einem Therapiegespräch gemacht wird, kaum ausreichend und dauerhaft die zukünftigen Erlebnisse im alltäglichen Leben positiv beeinflussen kann. Jedoch beansprucht Pesso (Pesso & Moser, 1999) in seiner Theorie keineswegs, dass die „heilende Szene" den Status einer wirklichen Erfahrung erhält. Der Klient erlebt bei dieser symbolischen Befriedigung Gefühle der Erleichterung, an die er sich später zurückerinnern kann. Das fiktive Ereignis erscheint für den Klienten wahrhaftig genug, um als „virtuelle Erinnerung" (Pesso & Moser, 1999, S. 247) in das Gedächtnis aufgenommen zu werden. Es wird der Eindruck erzeugt, dass es sich in der Vergangenheit tatsächlich so hätte ereignen können.

Da sich die Erfahrung der heilenden Szene mit der Erinnerung an die tatsächliche Situation, die durch die neue Erfahrung keineswegs verschwindet, verbindet, kann der Klient von nun an die Gegenwart aus diesem veränderten Blickwinkel anders wahrnehmen (Pesso, 2003/2008). Er räumt nun aufgrund der neuen Perspektive die Möglichkeit der Erfüllung seiner Bedürfnisse durch die Außenwelt ein, und damit kehrt bei ihm die Hoffnung zurück, die ihn bestärkt und zufriedener macht (Pesso, 2003/2008).

Abbildung 1 veranschaulicht den beschriebenen Prozess der Struktur in PBSP und der Weiterentwicklung Feeling-Seen. Hier wird deutlich, wie ausgehend von den aktuellen Problemen und dem gegenwärtigen Gefühlszustand mit Hilfe des Microtrackings die in der Vergangenheit liegenden Ursprünge und Erlebnisse des Klienten exploriert werden, um daraufhin über das Antidot eine neue, synthetische Erinnerung zu schaffen, die dem Klienten eine neue Perspektive und neue Hoffnung für zukünftige Ereignisse bringt. Zudem verschafft es ihm eine veränderte Wahrnehmung des gegenwärtigen Problems.

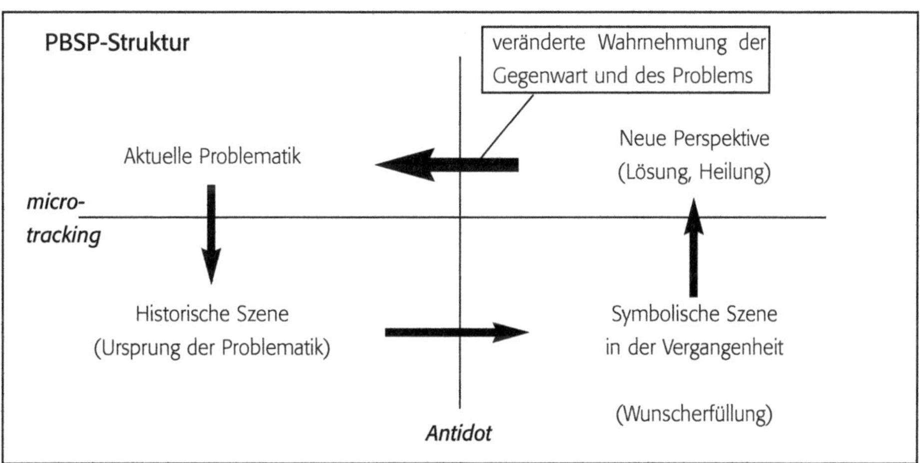

Abb. 1: Ablauf und Wirkungsweise einer PBSP-Struktur in Anlehnung an die „Darstellung des Ablaufs einer Pesso-Struktur" (2007) und „Das psychotherapeutische Wirkungsmodell der Veränderung in PBSP" (Perquin, 2004; zit. nach Bachg, 2006)

Zusätzlich zu den idealen Figuren, die bei der Konstruktion des Antidots zum Einsatz kommen, wird in den Pesso'schen Gesprächen bei der Analyse der historischen Szene häufig eine „Zeugenfigur" (Pesso et al., 1994, S.183) oder eine „Stimme" (Pesso et al., 1994, S.194) geschaffen. Um das spezifische Vorgehen von PBSP und Feeling-Seen noch näher zu verdeutlichen, werden diese Elemente im Folgenden erläutert.

2.2.7.3 Zeugenfiguren und Stimmen

Die Rolle der Zeugenfigur kann, wie die Rolle einer idealen Figur, in der PBSP-Gruppentherapie von einem anderen Gruppenteilnehmer übernommen werden und wird in der Einzeltherapie (Kniep, 2005) sowie in Feeling-Seen imaginiert (Bachg, 2008a). Die Aufgabe dieser fiktiven Gestalt besteht darin, dem Klienten zu helfen, sich der Gefühle bewusst zu werden, die er während der historischen Szene, also dem in der Vergangenheit liegenden Ursprung seiner aktuellen Probleme, erlebt hat (Pesso et al., 1994). Sie „gilt als eine warmherzige, mitfühlende Figur, die sämtliche vom Klienten wahrgenommenen Gefühle erkennt, benennt und stillschweigend anerkennt" (Pesso & Moser, 1999, S. 241). Die Funktion der Zeugenfigur ist mit einem strikten Verhaltensschema verbunden. Stellt in der Gruppentherapie ein Teilnehmer diese Rolle dar, so äußert er sich folgendermaßen: „Ich sehe, wie (es folgt ein *affektives* [Hervorhebung im Original] Wort) du dich fühlst, wenn du ..." (hier folgt der *Kontext* [Hervorhebung im Original]: Es werden Worte verwendet, die die Situation, über die der Klient spricht, beschreiben)" (Pesso & Moser, 1999, S. 242). In Feeling-Seen wird bei Gesprächen mit jüngeren Kindern bei der Einbeziehung von Zeugenfiguren auf eine kindgerechte Darstellung zurückgegriffen: „Jemand, der sieht, was du fühlst, könnte sagen: ..." (persönliche Mitteilung von Bachg, 7. November 2007).

Der Nachteil, der sich durch die Einführung solcher fiktiven Gestalten ergibt, liegt darin, dass die Klienten bei der Darstellung ihrer Situation oder ihres Befindens unterbrochen werden. Dies kann auf sie sowohl störend als auch irritierend wirken. Bachg (2008a) beschreibt die nachhaltige Wirkung jedoch als unübertroffen, wenn die emotionalen Zustände der Person genau beschrieben werden, da sich in ihr das Gefühl entwickeln wird, verstanden zu werden. Aus diesem Grund wird in der Ausbildung von PBSP-Therapeuten großen Wert darauf gelegt, dass die Beobachtung und exakte Benennung von hinter Körperreaktionen befindlichen Gefühlszuständen erlernt wird (Perquin, 2008).

Während die Zeugenfigur für die Darstellung und Bewusstmachung unbewusster körperlicher Sensationen genutzt wird, werden mit Hilfe der „Stimmen" (Pesso, 1999/2008, S. 54) Kognitionen, persönliche Verhaltensgrundsätze oder auch Befürchtungen des Klienten verbalisiert (Pesso et al., 1994). Letztere ließen sich nach der Theorie der Psychoanalyse auch als Anteile des Über-Ichs oder Ich-Ideals beschreiben (Kniep, 2005). Die Einführung einer Stimme bewirkt, dass vom Klienten geäußerte Überzeugungen („Das brauche ich gar nicht erst versuchen. Mein Lehrer glaubt mir sowieso nicht!") von dem Therapeuten externalisiert (Pesso, 1999/2008) werden („Eine Stimme in dir sagt: Du brauchst das gar nicht erst versuchen. Dein

Lehrer glaubt dir sowieso nicht!"). Dem Klienten sollen mit diesem Vorgehen seine Kognitionen bewusst gemacht und die mit ihnen einhergehenden Emotionen verstärkt werden (Pesso, 1999/2008).

In Feeling-Seen (Bachg, 2008a), in der Pesso'schen Gruppentherapie und dem dyadischen Setting mit Erwachsenen werden die Stimmen irgendwo im Therapieraum imaginiert (Kniep, 2005).

2.2.7.4 Akkommodation

Zum Abschluss der Darstellung von PBSP gilt es, den Begriff der „Akkommodation" (Pesso et al., 1994, S. 157) zu erläutern. Das Akkommodieren ist die Tätigkeit der idealen Figuren und aller anderen Figuren und beschreibt das passende verbale und nonverbale Reagieren auf die Bedürfnisse und Anforderungen des in der Struktur befindlichen Klienten (Pesso & Crandell, 1991). In der Terminologie der systemischen Therapie könnten die auf diese Weise entstehenden Interaktionen als Muster von „komplementären Beziehungen" (von Schlippe & Schweitzer, 2003) beschrieben werden.

Das Akkommodieren beschreibt das Verhalten der idealen Eltern, wenn sie in der Strukturarbeit die Grundbedürfnisse des Klienten befriedigen, die in einer bestimmten Situation der Vergangenheit ungestillt blieben (Pesso et al., 1994). Bemerkt zum Beispiel eine junge Frau in der Therapie, wie sehr sie bei Hänseleien in der Schulzeit den Schutz ihrer Eltern gebraucht hätte, so versorgen die idealen Eltern sie in der Struktur mit dieser Bedürfnisbefriedigung. Sie würden der Klientin in diesem Fall möglicherweise versichern, dass sie als ideale Eltern die Hänseleien nicht ungestraft geschehen lassen, sondern deswegen mit den Eltern der hänselnden Kinder oder dem Lehrer gesprochen hätten, damit dieses Verhalten unterbunden worden wäre. Der Akkommodationsprozess unterliegt immer der Kontrolle des Klienten, der überprüft, ob die Reaktion der Figuren von ihm als passend zu seinen Bedürfnissen empfunden wird (Pesso, 2003/2008).

In Feeling-Seen, das in Form von Familiengesprächen durchgeführt wird, wird das Akkommodieren vom Therapeuten übernommen, der stellvertretend für die Mitschüler zusammenzuckt und dieses als deren wahrscheinliche Reaktion benennt oder den imaginierten oder mit Hilfe von Kissen dargestellten idealen Eltern seine Stimme leiht (persönliche Mitteilung von Bachg, 7. November 2007) und so deren passende Reaktion auf die Bedürfnisse des Kindes abbildet.

2.3 Empirische Befunde zur Wirksamkeit von PBSP

PBSP wurde bereits einige Male in empirischen Untersuchungen überprüft, jedoch gibt es bisher keine Studien, die die Wirksamkeit von PBSP beziehungsweise Feeling-Seen in der Therapie von Kindern und Jugendlichen untersucht haben. Im Folgenden werden deshalb Befunde dargestellt, die auf der Evaluation der PBSP-Therapie von Erwachsenen basieren.

Foulds und Hannigan (1974, 1976) untersuchten in zwei Studien die Effekte der PBSP-Gruppentherapie. In ihrer ersten Untersuchung überprüften sie die Wirkung der Partizipation an einer PBSP-Gruppentherapie auf die Selbst- und Fremdwahrnehmung von College-Studenten (Foulds & Hannigan, 1974). Die Erhebungen erfolgten vor der ersten und nach der letzten Gruppentherapiesitzung sowie sechs Monate nach Abschluss der Therapie. Die Studenten nahmen zwei Monate lang wöchentlich an der Gruppentherapie teil. Die Autoren konnten nachweisen, dass Teilnehmer sich selbst und andere nach dieser Zeitspanne signifikant ($p < 0{,}001$) positiver wahrnehmen als vor der Therapie. Diese Effekte konnten auch nach sechs Monaten noch nachgewiesen werden.

In einer weiteren Untersuchung evaluierten Foulds und Hannigan (1976) die Wirkung der Teilnahme an einer Pesso-Gruppentherapie auf die generalisierten Kontrollüberzeugungen (locus of control; Rotter, 1966, 1971) von College-Studenten. Mit einem identischen Aufbau zu der bereits erwähnten Studie konnten sie nachweisen, dass die Teilnehmer nach Abschluss der Gruppentherapie sich selbst signifikant ($p < 0{,}01$) häufiger als Verursacher von Lebensereignissen und Erfahrungen ansehen und auch eine höhere Eigenverantwortlichkeit empfinden (Foulds & Hannigan, 1976). Auch die Ausrichtung des Verhaltens nach der sozialen Erwünschtheit verringert sich signifikant ($p < 0{,}01$). Beide Effekte waren sechs Monate nach Beendigung der Therapie weiterhin auffindbar, was die Autoren als Indiz für die Permanenz oder immerhin für die längere Dauer der gefundenen Effekte ansahen.

Auch im deutschsprachigen Raum wurde die Wirksamkeit der Gruppentherapie von PBSP bereits untersucht. So fand Wächter (2009) in einer Evaluationsstudie heraus, dass es mit zunehmender Teilnahmedauer an einer Gruppentherapie zu einer signifikanten Verringerung der psychischen und physischen Beschwerden kommt. Hierauf ließ sich aufgrund signifikant positiver Zusammenhänge zwischen der Dauer und der Beschwerdereduktion in elf PBSP-Gruppen zu zwei Erhebungszeitpunkten schließen (Stichprobe der ersten Erhebung N1: $r = .403$; $p < 0{,}01$ und Stichprobe der zweiten Erhebung N2: $r = .331$; $p < 0{,}01$). Zudem wurde mit dieser Studie nachgewiesen, dass mit steigender Gruppentherapiedauer das Ausmaß negativer Emotionen signifikant abnahm ($r = -.237$; $p < 0{,}05$), jedoch positive Emotionen, wie beispielsweise mehr Freude am Leben, signifikant zunahmen (N1: $r = .270$; $p < 0{,}01$ und N2: $r = .307$; $p < 0{,}05$). Bereits zum Zeitpunkt der ersten Erhebung, als die Probanden durchschnittlich 12,1 Monate an der PBSP-Gruppentherapie teilgenommen hatten, konnte Wächter eine starke Zufriedenheit mit der PBSP-Therapie feststellen. Von den 78 Untersuchungsteilnehmern gaben 58,5 Prozent bis 96,1 Prozent bei der Beantwortung der sechs Items (1, 2, 3, 12, 13 und 14), welche die Zufriedenheit mit der Therapieform erfassten, an, ziemlich bis sehr zufrieden zu sein.

Mit einer Untersuchung von Kaufman (1991) lässt sich darauf schließen, wie wichtig die Therapie mit PBSP oder besser gesagt mit Feeling-Seen bereits in der Kindheit beziehungsweise dem Jugendalter ist. In dieser Studie wurde der Zusammenhang zwischen beeinträchtigten Beziehungen in der Kindheit und der Körperhaltung mit einer Übung aus PBSP überprüft.

Es stellte sich heraus, dass Störungen in Kindheitsbeziehungen, wie die durch die Eltern defizitär befriedigten Bedürfnisse nach Schutz oder nach Unterstützung, die Wahrscheinlichkeit einer körperlichen Unsicherheit (postural insecurity; Übersetzung v. Verf.), sprich einer unsicheren Körperhaltung im Erwachsenenalter in der PBSP-Übung zur Folge haben. So berichteten die Untersuchungsteilnehmer von „shaky feelings in the knees and legs, dizziness and tendancy to collapse" (Kaufman, 1991, S. 59). Als Moderatoren dieser Unsicherheit wurden aktuell erlebter Stress und starke soziale Unterstützung entdeckt. Während Stress eine Verstärkung der Effekte bewirkt, scheint eine unterstützende Beziehung im Erwachsenenalter eine Art Schutz gegenüber der Unsicherheit in der Körperpositur zu sein.

Egle, Hardt, Franz und Hoffmann (2002) berichten in ihrem Artikel zudem von weiteren Risikofaktoren, die, wenn sie in der Kindheit erlebt werden, im Erwachsenenalter nicht nur die Wahrscheinlichkeit von körperlichen, sondern auch von psychischen Folgen erhöhen. So beziehen sie ihre Ausführungen unter anderem auf Werner und Smith (1982; zit. nach Egle et al., 2002, S. 125), die in einer Langzeitstudie das Fehlen des Vaters in der Kindheit als Risikofaktor für die spätere psychische Gesundheit entdeckten.

Die zuletzt genannten Befunde weisen auf die Wichtigkeit hin, spezifische Präventionsmaßnahmen (Egle et al., 2002) zu finden, die in der Kindheit ansetzen und möglichst schnell die Belastungen der Kinder und Jugendlichen aufspüren.

2.4 Feeling-Seen im Erstgespräch

In der therapeutischen Beratung von Kindern und Jugendlichen wurde es anstelle des kindzentrierten Settings zunehmend üblich, die gesamte Familie zu Erstgesprächen einzuladen, um alle an den innerfamiliären Konflikten beteiligten Personen gemeinsam anzuhören und somit so effektiv wie möglich therapeutisch intervenieren zu können (Haid-Loh, 2006). Gerade die Eltern sind Familiengesprächen gegenüber positiv eingestellt, da sie sich davon eine verbesserte Verständigung mit ihrem Kind, einen erweiterten Einblick in dessen Problemsicht sowie das Wiedererlangen ihres parentalen Handlungsvermögens erhoffen (Haid-Loh, 2006).

Lenz (2001) fand jedoch in einer Studie heraus, dass die Mehrheit der Kinder der Teilnahme an familientherapeutischen Sitzungen ablehnend gegenübersteht. Von 100 interviewten Kindern beklagten 78 Prozent, in die Familiengespräche zu wenig einbezogen worden zu sein. Sie fühlten sich mit ihren eigenen Sichtweisen, Interessen und Bedürfnissen oft unbeachtet und vernachlässigt. 97 Prozent der Kinder bewerteten aber die kindzentrierten Beratungsstunden aufgrund der hohen Partizipation ihrerseits positiv.

Bachg (2008a), der die Anwesenheit der Eltern für unverzichtbar hält, versucht in Feeling-Seen diesem Phänomen entgegenzuwirken und den Kindern eine höhere Aktivität im Familiengespräch zukommen zu lassen. Das Kind beziehungsweise der Jugendliche soll sich in den therapeutischen Sitzungen von Feeling-Seen „gesehen fühlen" (Hervorhebung durch Verf.). Die anwesenden Eltern werden zu „teilnehmenden Beobachter[n]" (Bachg, 2008a, S. 9), die von ihrer passiveren Position aus die therapeutischen Prozesse und Fortschritte ihres Kindes direkt beobachten können. Sie lernen die Bedürfnisse und die inneren Konflikte ihres Kindes kennen und können sich dieses Wissen anschließend in Alltagssituationen zunutze machen, da es zu einer Einstellungsänderung gegenüber dem Kind kommt. Auf diese Einstellungsänderung wird später genauer eingegangen.

Im ersten Gespräch in Feeling-Seen wird exploriert, wie das Kind sich selbst und die Problemsituation erlebt. Hier steht nicht im Mittelpunkt, was die Eltern über ihr Kind sagen, auch wenn die Anmeldung zu der Therapie oder Beratung von ihnen aus Sorge um ihr Kind oder wegen ihrer Probleme mit dem Kind initiiert wurde. Nach einer kurzen Darstellung des Anliegens durch die Eltern wird zuerst das Kind gehört. Hierbei wird an das aktuelle Befinden des Kindes oder Jugendlichen angeknüpft (Bachg, 2008a). Auf diese Weise soll eine „Möglichkeitssphäre" (Pesso et al., 1994, S. 50) und damit ein geschützter Raum geschaffen werden, in dem das Kind oder der Jugendliche über sein aktuelles Befinden und seine Problemlage nachdenken und berichten kann. Ähnlich dem Therapeuten in der klientenzentrierten Gesprächspsychotherapie (Rogers, 1981) nimmt der Therapeut eine aufmerksame, verständnisvolle und empathische Rolle dem Klienten gegenüber ein, ohne dabei irgendwelche Ansprüche zu stellen oder eigene Bedürfnisse einzubringen (Pesso & Moser, 1999). Wird der therapeutische Raum von dem Klienten, sprich dem Kind oder Jugendlichen, als vertrauensvoll und hoffnungsvoll empfunden (Pesso et al., 1994), kann er mit Hilfe der szenischen Darstellung einer Struktur seine Bedürfnisse als angemessen und zu befriedigen erkennen. Auf demselben Weg kann das Kind die für sein Alter inadäquate Verantwortung, die es in der Unterstützung der Eltern oder eines anderen Familienmitgliedes durch die Übernahme einer Rolle im Familiensystem möglicherweise übernommen hat, erkennen und sich darauf einlassen, diese abzugeben (Bachg, 2008a). Dem Kind soll ermöglicht werden, die für diese Verantwortung „notwendige Reife" (Bachg, 2008a, S. 7) in einem altersgerechten Tempo zu entwickeln. Zudem kann sich das Kind nach der Strukturarbeit der Entwicklung seiner möglicherweise bis dato unzureichend ausgebildeten individuellen Einzigartigkeit widmen.

Auf die beinahe exklusive Aufmerksamkeit, die der Feeling-Seen-Therapeut dem Kind im ersten Gespräch schenkt, reagieren die Eltern in unterschiedlicher Weise (Bachg, 2007). Während manche fasziniert davon sind, wie viel ihr Kind von sich berichtet, von dem einiges den Eltern bisher nicht bewusst war, scheint es manche Eltern zu frustrieren, dass sie im Erstgespräch nicht die gleiche Aufmerksamkeit für ihre Perspektive auf den Anlass zur Beratung erhalten wie ihr Kind; anders, als es beispielsweise im Erstgespräch in der tiefenpsychologisch orientierten Familienberatung der Fall ist (vgl. Haid-Loh, 2006). Hier wird das Hauptaugenmerk auf die Eltern und deren Mithilfe gelegt, da sie als Eltern ihr Kind, dessen Lebenssituation und Umfeld am besten kennen. Sie werden gebeten, den Gesamtzusammenhang der aktuellen Problemsituation sowie ihre Vorstellungen von ihrem Kind, das ein als problematisch angesehenes Verhalten zeigt, zu erläutern.

In Feeling-Seen wird erst in der zweiten Sitzung den Eltern so viel Aufmerksamkeit zuteil, da diese Sitzung in der Regel mit den Eltern oder dem sich sorgenden Elternteil allein gestaltet wird. Bachg (2007) bevorzugt diese Vorgehensweise, da somit im zweiten Gespräch Inhalte besprochen werden können, die das Kind nicht betreffen oder vor ihm verborgen bleiben sollen, was die Hintergründe des elterlichen Handelns sind und wo unter Umständen bei den Eltern selber defizitäre Bedürfnisbefriedigung vorliegt oder vorgelegen hat. In dem Elterngespräch werden außerdem Inhalte der ersten Sitzung besprochen, die von den Eltern vielleicht nicht verstanden wurden oder zu denen von dem Therapeuten weitere psychologische Erklärungen gegeben werden (Bachg, 2007). So wird den Eltern ermöglicht, das in der ersten Stunde Gehörte zu integrieren und die Einstellung gegenüber ihrem Kind zu ändern.

Bachgs Ansicht über das Zustandekommen der Einstellungsänderung ähnelt der Theorie der „Kognitiven Dissonanz" von Festinger et al. (1957/1978). Gemäß Bachg (persönliche Mitteilung, 8. November 2007) machen sich Eltern von ihrem Kind eigene Bilder aufgrund des ihrer Ansicht nach problematischen Verhaltens ihres Kindes und aufgrund eigener Erklärungen, die sie für dieses Verhalten entwickeln. Diese Bilder erzeugen ihrem Kind gegenüber negative Gefühle und beeinflussen das Verhalten der Eltern gegenüber ihrem Kind. In den therapeutischen Gesprächen in Feeling-Seen wird den Eltern ermöglicht zu verstehen, was in ihrem Kind wirklich vorgeht und welche Motivation, Gefühle und Gedanken hinter dessen Verhalten stehen, das von den Eltern als problematisch angesehenen wird (Bachg, 2008a). Sie lernen die Bedürftigkeit ihres Nachwuchses kennen. Bedingt durch die neuen Einsichten entsteht eine kognitive Dissonanz (Festinger et al., 1957/1978), da die neuen Erkenntnisse nicht mit den bisherigen Überzeugungen der Eltern übereinstimmen. Infolgedessen korrigieren die Eltern ihre Einstellung. Sie sehen ihr Kind von nun an aus einer anderen Perspektive und bekommen ein realistischeres Bild von ihm. Daraus entwickeln sich neue Gefühle für ihr Kind, die neben der anderen Einstellung auch ein anderes Verhalten ihm gegenüber hervorrufen (Bachg, persönliche Mitteilung, 8. November 2007).

Zusammenfassend lässt sich zu dem Erstgespräch mit Feeling-Seen sagen, dass sich das Kind nach dem Gespräch mit seinen Bedürfnissen, einer möglichen Rollenübernahme und in seinem Bestreben, seine individuelle Einzigartigkeit weiter herauszubilden, verstanden fühlt. Darüber hinaus sehen die Eltern ihr Kind und dessen problematisches Verhalten, das den Ausschlag für die Inanspruchnahme der therapeutischen Beratung gegeben hat, aus einer neuen Perspektive. Diese befähigt sie, ihre parentale Verantwortung wieder zu übernehmen (Bachg, 2008a). Also wird dem Kind eine altersgemäße Entwicklung ermöglicht, und es kann die im Familiengefüge übernommenen Rollen aufgeben. Die Eltern fördern damit zugleich die Entwicklung der individuellen Einzigartigkeit des Kindes, auch indem sie verstärkt für dessen Bedürfnisbefriedigung sorgen.

In Abbildung 2 wird graphisch dargestellt, wie mit Hilfe von Feeling-Seen nach der ersten Gesprächseinheit diese Ergebnisse erzielt werden können.

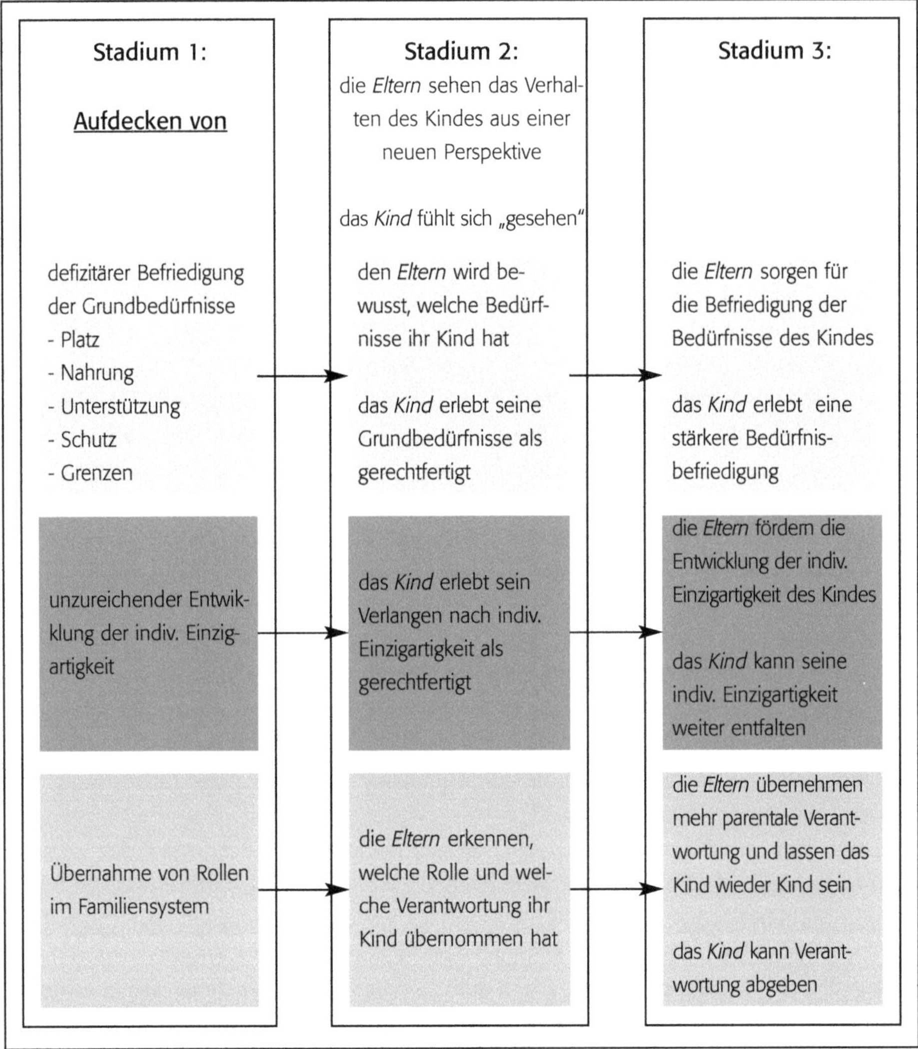

Abb. 2: Graphische Darstellung der einzelnen Stadien der Gespräche nach Feeling-Seen

Wie oben beschrieben, werden erste Effekte der Feeling-Seen-Sitzung bereits nach dem Familien- und anschließenden Elterngespräch deutlich, da schon in diesen beiden Gesprächen zu wichtigen Kernthemen der Klienten vorgedrungen werden kann (Bachg, 2007).

Moser (1999) berichtet, dass es der spezifische Zugang von PBSP, und damit auch der Erweiterung von Bachg (2008), ermöglicht, Hauptkonflikte und zentrale Thematiken des Klienten schneller in den Fokus der Betrachtung zu rücken, als es beispielsweise in der Einzelanalyse einer psychoanalytischen Therapie der Fall ist. Diese Möglichkeit bietet sich vor allem dadurch, dass in diesem Setting „durch Beobachtung, Intuition und aktives Befragen das Milieu, die Stimmung, die Haltungen traumatisierender Personen oder Situationen" (Pesso & Moser, 1999, S. 17) aus dem Leben des Klienten abgebildet werden können. Dennoch erheben PBSP und Feeling-Seen nicht den Anspruch, die Therapie auf eine Sitzung oder eine Gesprächseinheit begrenzen zu können. Auch bei PBSP und Feeling-Seen ist die Therapie ein langwieriger Prozess, der entweder als Langzeittherapie oder als Ergänzung zu anderen Behandlungsformen durchgeführt werden kann (Pesso & Moser, 1999). In PBSP wird Wert darauf gelegt, dass dem Klienten über mehrere Sitzungen hinweg genügend Zeit für die „Verinnerlichung des in der Struktur Erlebten" (Moser, 1999, S. 12) eingeräumt wird. Dies entspricht von Schlippes und Schweitzers (2003) Ansicht, dass eine Therapie nicht allein auf die Problemlösung, sondern auch auf den Prozess der „Selbsterkenntnis" (S. 274) abzielen sollte.

Im Unterschied zu anderen Therapieformen können jedoch in jeder PBSP- und Feeling-Seen-Sitzung, und so auch schon in der ersten, wesentliche Effekte erzielt werden (Moser, 1999).

2.4.1 Das Bild des Kindes in Feeling-Seen

Bachgs (2008a) Verständnis von Kindern und der Rolle von Kindern in unserer Gesellschaft ähnelt der Position, die Qvortrup (1993) einnimmt. Dieser sieht die Kinder als ständig vorhandene Minderheitengruppe unserer Gesellschaft, die genauso wie die dominierende Gruppe der Erwachsenen in politische, wirtschaftliche und alle anderen die Gesellschaft betreffenden Entscheidungen mit einbezogen werden muss (Qvortrup, 1993). Fälschlicherweise werden Kinder von einigen Erwachsenen häufig als unreif und nicht vollwertig beschrieben, und ihnen wird, bedingt durch die Abhängigkeit von den Erwachsenen, nicht die gleiche Berüksichtigung ihrer Rechte wie die der anderen Gruppen der Gesellschaft zuteil.

Es kommt vor, dass die Eltern ohne das Wissen der Kinder Termine in einem Psychologischen Beratungszentrum oder einer Familientherapie vereinbaren, wovon die Kinder erst auf dem Weg zum Gesprächstermin erfahren (Lenz, 2001). Den Kindern wird nur eine „passive Rolle zugewiesen" (Lenz, 2001, S.70), wenn sie dann als „Symptom- oder Problemträger" (Lenz, 2001, S.70) in die Beratungsstelle oder Therapiepraxis gebracht werden.

Bachg (2008a) versucht diesem Problem entgegenzuwirken, indem er den Kindern in der Feeling-Sitzung die aktive Rolle zuschreibt und ihnen im ersten Gespräch seine vorwiegende Aufmerksamkeit schenkt. Durch sein Bemühen, das Kind mit seiner Sichtweise und seinem Verhalten zu verstehen, soll sich das Kind gesehen und wertgeschätzt fühlen.

2.5 Entwicklungspsychologische Betrachtung von 8- bis 12-jährigen Kindern

Die vorliegende Untersuchung konzentriert sich auf Kinder im Alter von acht bis zwölf Jahren. Aus dem Grund wird im Folgenden den Entwicklungsaufgaben Aufmerksamkeit geschenkt, mit denen Kinder und Jugendliche dieses Alters konfrontiert sind.

Ab dem zweiten Schuljahr, und damit dem siebten bis achten Lebensjahr, kommt es zu einer Ausdifferenzierung und Spezifizierung von Interessen, welche die individuelle Einzigartigkeit der Persönlichkeit entstehen lässt und die Unterschiede zwischen den Kindern hervorhebt (Kroh, 1930; Piaget & Seiler, 1959/1975; Starck, 1985). Dieser kommt in der Pesso-Theorie eine große Bedeutung zu, weswegen sie auch in der vorliegenden Studie untersucht wurde. Die Unterschiede zwischen den Kindern der betreffenden Altersgruppe, insbesondere auch zwischen Jungen und Mädchen, werden in dieser Zeit immer größer.

Verbunden mit der Individualisierung nimmt auch das Bedürfnis nach Selbstbestimmung und vermehrter Verantwortung für das eigene Leben zu (Piaget & Seiler, 1959/1975). Konträr dazu suchen Kinder in diesem Alter auch immer wieder die Nähe und Zärtlichkeiten ihrer Eltern, obwohl sie das außerhalb der Öffentlichkeit wünschen (Starck, 1985). Die von den Kindern gesuchte Zuneigung lässt sich aus Sicht von PBSP als gewünschte Befriedigung des Bedürfnisses nach Platz deuten, was eine große Bedeutung für die Entwicklung der Individualität einnimmt.

Sowohl Piaget und Seiler (1959/1975) als auch Kroh (1930) sehen mit dem Schuleintritt den Entstehungsbeginn von Moral- und Gerechtigkeitsempfinden. Pesso (2003) beschreibt, dass bereits im Kindesalter „Lücken“ und Ungerechtigkeiten im Familiensystem bewusst wahrgenommen und diese durch die Übernahme von Rollen zu füllen versucht werden.

Ab dem zehnten Lebensjahr sind Kinder zu einer realitätsgetreuen Einschätzung ihrer Umwelt fähig und eignen sich zudem einen kritischen Sinn für die Wirklichkeit an (Kroh, 1930). Aufgrund dessen und der oben angeführten Entwicklungsschritte acht- bis zwölf-jähriger Kinder scheint diese Altersgruppe besonders geeignet für eine Evaluation von Feeling-Seen.

3 Fragestellungen und Ziel der Untersuchung

3.1 Fragestellungen

Mit der vorliegenden Studie konnte nur explorativen Fragestellungen nachgegangen werden, da der bisherige Forschungsstand keine konkrete Hypothesenformulierung zulässt.

Die abgeleiteten Fragestellungen können wie folgt zusammengefasst werden:

Veränderungsbereiche:

1. Wirkt sich Feeling-Seen in der ersten Gesprächseinheit auf die Grundbedürfnisse des Kindes aus?

Hierzu sollen die Skalen „Platz" (in der vorliegenden Untersuchung Skala 9), „Nahrung" (der Skala 8), „Unterstützung" (Skala 10), „Schutz" (Skala 11) und „Grenzen" (Skala 13) des *Fragebogens zur Erfassung der zentralen Aspekte von Feeling-Seen*[3] auf signifikante Unterschiede vom ersten (T1) zum zweiten Erhebungszeitpunkt (T2) untersucht werden.

2. Wirkt sich Feeling-Seen in der ersten Gesprächseinheit auf die Wahrnehmung der individuellen Einzigartigkeit des Kindes aus?
   Es soll überprüft werden, ob das Gespräch eine signifikante Erhöhung der Werte der Skala „Individuelle Einzigartigkeit" (Skala 12) des *Fragebogens zur Erfassung der zentralen Aspekte von Feeling-Seen* von T1 zu T2 bewirkt.
3. Wirkt sich die Aufdeckung der Übernahme von Rollen im Familiensystem auf die Rollenübernahme aus?
   Die Werte der Skala „Holes in Roles" (Skala 14) des *Fragebogens zur Erfassung der zentralen Aspekte von Feeling-Seen* sollen hierzu auf eine signifikante Verringerung von T1 zu T2 untersucht werden.
4. Wirkt sich Feeling-Seen in der ersten Gesprächseinheit auf die gesundheitsbezogene Lebensqualität aus?
   Zur Überprüfung sollen die Skalenwerte der Skalen „Körperliches Wohlbefinden„ (in der vorliegenden Untersuchung Skala 1), „Psychisches Wohlbefinden" (Skala 2), „Selbstwert" (Skala 3), „Familie" (Skala 4), „Freunde" (Skala 5) und „Schule" (Skala 6) des *Fragebogen zur Erfassung der gesundheitsbezogenen Lebensqualität (Kindl-R)* hinsichtlich signifikanter Veränderung von T1 zu T2 betrachtet werden.
5. Führt Feeling-Seen nach der ersten Gesprächseinheit bei den Kindern zu einer Veränderung der empfundenen Belastung, derentwegen sie mit ihren Eltern das Psychologische Beratungszentrum in Georgsmarienhütte aufsuchten?
   Es soll untersucht werden, ob es durch das Familiengespräch zu einer signifikanten Verringerung der empfundenen Belastung der Kinder in den Items 1 und 2 der *Erfassung der empfundenen Belastung* kommt.
6. Führt Feeling-Seen nach der ersten Gesprächseinheit bei den Eltern zu einer Veränderung der empfundenen Belastung, derentwegen das Psychologische Beratungszentrum in Georgsmarienhütte aufgesucht wurde?
   Hierzu sollen die Items 1 und 2 der *Erfassung der empfundenen Belastung* auf eine signifikante Verringerung der empfundenen Belastung der Eltern untersucht werden.

Zusammenhänge der Antworten der Kinder:

7. Liegt ein Zusammenhang zwischen der Befriedigung der fünf Grundbedürfnisse nach

3 Aus Gründen der vereinfachten Lesbarkeit wird im Folgenden der Titel des *Fragebogens zur Erfassung der zentralen Aspekte von Feeling-Seen* hervorgehoben.

Platz, Nahrung, Unterstützung, Schutz und Grenzen und dem Ausmaß der empfundenen individuellen Einzigartigkeit vor?
Zur Überprüfung dieser Frage soll untersucht werden, ob mit der Erhöhung der Skalenwerte der Skalen „Platz", „Nahrung", „Unterstützung", „Schutz" und „Grenzen" (Skalen 9, 8, 10, 11 und 13 des *Fragebogens zur Erfassung der zentralen Aspekte von Feeling-Seen*) eine Zunahme der Skalenwerte der Skala „Individuelle Einzigartigkeit" (Skala 12 des *Fragebogens zur Erfassung der zentralen Aspekte von Feeling-Seen*) einhergeht.

8. Liegt ein negativer Zusammenhang zwischen der Übernahme von Rollen im Familiensystem und der Befriedigung der fünf Grundbedürfnisse vor?
   Es soll untersucht werden, ob mit der Abnahme der Werte der Skala „Holes in Roles" (Skala 14) des *Fragebogens zur Erfassung der zentralen Aspekte von Feeling-Seen* eine signifikante Erhöhung der Skalenwerte der Skalen „Platz", „Nahrung", „Unterstützung", „Schutz" und „Grenzen" (Skalen 9, 8, 10, 11 und 13 des *Fragebogens zur Erfassung der zentralen Aspekte von Feeling-Seen*) einhergeht.
9. Liegt ein negativer Zusammenhang zwischen der Übernahme von Rollen im Familiensystem und der individuellen Einzigartigkeit vor?
   Es soll untersucht werden, ob mit der Abnahme der Werte der Skala „Holes in Roles" (Skala 14) des *Fragebogens zur Erfassung der zentralen Aspekte von Feeling-Seen* eine signifikante Erhöhung der Skalenwerte der Skala „Individuelle Einzigartigkeit" (Skala 12 des *Fragebogens zur Erfassung der zentralen Aspekte von Feeling-Seen*) einhergeht.

Perspektivenwechsel:

10. Bewirkt Feeling-Seen in einer Gesprächseinheit, dass die Eltern ihr Kind besser verstehen und bei ihnen der Eindruck entsteht, eine neue Sichtweise auf ihr Kind und die Probleme bekommen zu haben?
    Hierzu sollen die Items 4, 5 und 6 zur *Erfassung der empfundenen Belastung* hinsichtlich einer Beantwortung in Richtung höherer Werte zu T2 untersucht werden.

Zufriedenheit mit den Gesprächen:

11. Wie beurteilen die Eltern die Feeling-Seen-Psychotherapie? Sind die Eltern nach einer Gesprächseinheit mit Feeling-Seen und den erreichten Ergebnissen zufrieden?
    Es soll überprüft werden, ob sich nach einer Gesprächseinheit mit Feeling-Seen eine – im Sinne der Itemumpolung – positive Beantwortung der Items 1-14 zur *Erfassung der Beurteilung der Feeling-Seen-Psychotherapie* zu T2 zeigt. Zur Beurteilung der Zufriedenheit sollen besonders die Items 1, 2, 3, 12, 13 und 14 betrachtet werden.

3.2 Ziel der Untersuchung

Auf Grundlage der in Abbildung 2 (S. 40 dieser Arbeit) dargestellten Wirkungsweise von Feeling-Seen soll gezeigt werden, dass Kinder im Alter von acht bis zwölf Jahren nach dem Erstgespräch mit Feeling-Seen eine Veränderung hinsichtlich der Befriedigung der von PBSP postulierten fünf Grundbedürfnisse (Platz, Nahrung, Unterstützung, Schutz und Grenzen) wahrnehmen. Zusätzlich ist ihr Erleben, einzigartig zu sein, gestärkt. Weiter soll aufgezeigt werden, dass die Kinder nach dem Gespräch weniger altersungerechte Verantwortung für andere Familienmitglieder übernehmen. Die Zusammenhänge zwischen der Rollenübernahme, den Bedürfnissen und der individuellen Einzigartigkeit sollen dabei betrachtet werden. Die Veränderung der gesundheitsbezogenen Lebensqualität der Kinder soll zudem herausgestellt werden. Darüber hinaus soll überprüft werden, inwieweit die wahrgenommene Befriedigung der fünf Grundbedürfnisse mit der von den Kindern empfundenen individuellen Einzigartigkeit zusammenhängt.

Die Arbeit soll nachweisen, dass Kinder und Eltern nach der ersten Gesprächseinheit mit Feeling-Seen eine geringere Belastung wahrnehmen und die Eltern mit der Vorgehensweise und den Ergebnissen der Gespräche zufrieden sind.

Es soll außerdem überprüft werden, ob die Eltern ihr Kind und dessen Verhalten nach dem Familien- und Elterngespräch aus einer anderen Perspektive sehen und ihr Kind nach der Gesprächseinheit besser verstehen als vorher. Darüber hinaus sollen die Eltern zu ihrer Zufriedenheit mit der Gesprächseinheit in Feeling-Seen befragt werden. In Anlehnung an die Untersuchung von Wächter (2009) werden hier hohe Werte erwartet.

Durch die sich ergebenden Veränderungen aufgrund der Partizipation an dem Erstgespräch mit Feeling-Seen soll die vorliegende Graduierungsarbeit interessante Erkenntnisse über die Beratung von Kindern bzw. Jugendlichen und ihren Eltern bringen, so dass ein effizienteres Vorgehen in der Therapie ermöglicht werden kann.

4 Methode

4.1 Durchführung und Ablauf

Die Daten der Untersuchung wurden von November 2007 bis April 2008 erhoben. Bei der Erhebung der Daten war es wichtig, das therapeutische Gespräch so geringfügig wie möglich zu beeinflussen. Aus dem Grunde erschien es am sinnvollsten, die Klienten, Kinder wie Eltern, nicht vorab darüber in Kenntnis zu setzen, dass es sich bei dem zweifachen Bearbeiten des Fragebogens um die Datenerhebung einer Diplomarbeit handelte. Vielmehr sollte bei den Klienten der Eindruck geschaffen werden, dass die Fragebogenerhebung ein Teil des Settings der Beratungsstelle darstellt. So sollten die Gespräche durch keine vom Fragebogen verursachten Effekte beeinflusst werden. Zudem sollte vermieden werden, dass die Kenntnis der Klienten von der Teilnahme an einer Studie ihre Therapiebereitschaft beeinflusst.

4.1.1 Durchführung der ersten Erhebung

Die erste Erhebung (T1) fand vor dem ersten Gespräch mit dem Feeling-Seen-Therapeuten statt. Als Verantwortlicher für die Gespräche führte der Therapeut die Fragebögen und deren Handhabung ein. Nach der Begrüßung sowie der Erläuterung der Rahmenbedingungen des Gesprächs wurden die Klienten gebeten, einige Fragen zu ihrer Problemsicht zu beantworten. Damit sollte dem Berater ein umfassender Einblick in die Problemsituation ermöglicht werden. Die Einleitungen zu beiden Fragebogenerhebungen befinden sich im Anhang 12.1.1 und 11.1.2.

Während die Eltern mit ihrem Fragebogen erneut das Wartezimmer aufsuchten, bearbeiteten die Kinder mit der Untersuchungsleiterin einen eigenen Fragebogen in einem Nebenzimmer. Hier wurde ein besonderes Augenmerk darauf gelegt, dass den Kindern die Vertraulichkeit ihrer Angaben, auch gegenüber ihren Eltern, vermittelt wurde (siehe Anhang 12.1.3). Im Anschluss an das Bearbeiten der Fragebögen begann das Beratungsgespräch.

4.1.2 Erhebungsintervall

Zwischen den Erhebungen lag gemeinhin ein Intervall von ein bis zwei Wochen. Es wurde davon ausgegangen, dass die durch die Gespräche gewonnenen Erkenntnisse in diesem Zeitraum ihre Wirkung auf das alltägliche Leben und Erleben der Kinder entfalten konnten. Das Intervall musste leider in einzelnen Fällen geringfügig verlängert werden, da die Möglichkeiten zu Terminvereinbarungen aufgrund der begrenzten Kapazitäten des Therapeuten und der Arbeitsbedingungen der Eltern zum Teil eingeschränkt waren.

4.1.3 Durchführung der zweiten Erhebung

Die zweite Erhebung (T2) fand für die Kinder und ihre Eltern zu unterschiedlichen Zeitpunkten statt. Konkret bedeutete dies, dass die Eltern gemeinsam mit ihren Kindern ein bis zwei Wochen nach dem Erstgespräch erneut die Beratungsstelle aufsuchten. Während die Eltern im Anschluss an das Einzelgespräch mit dem Therapeuten den zweiten Fragebogen bearbeiteten, fand die zweite Erhebung für die Kinder zeitgleich mit dem Elterngespräch statt.

4.2 Instrumente

4.2.1 Fragebogen zur Erfassung der zentralen Aspekte von Feeling-Seen

Mit der Unterstützung von Dipl.-Psych. M. Bachg wurde ein Fragebogen erstellt, der neben den sechs Dimensionen des Kindl-R eingesetzt wird und die zentralen Aspekte von Feeling-Seen mit Hilfe von acht Skalen erfassen soll. Die zentralen Aspekte entsprechen hier dem Ausmaß der Befriedigung der fünf Grundbedürfnisse nach PBSP, sprich der Bedürfnisse nach Nahrung (in der vorliegenden Untersuchung erfasst mit der Skala 8), Platz (Skala 9), Unterstützung (Skala 10), Schutz (Skala 11) und Grenzen (Skala 13). Mit der zwölften Skala soll untersucht werden, inwieweit das Gefühl der individuellen Einzigartigkeit des Kindes ausgeprägt ist. Skala 14 bezieht sich auf den Umfang, in dem ein Kind Rollen im Familiensystem übernimmt, also

Tabelle 1: Beispiel-Items zu den zentralen Aspekten von Feeling-Seen

Skala	**Beispiel-Item**
8. Nahrung	7. Wünschst du dir, mehr gelobt zu werden?
9. Platz	3. Fühlst du dich überflüssig?
10. Unterstützung	3. Übt jemand mit dir für Arbeiten oder Diktate?
11. Schutz	4. Wenn ein Lehrer dir gegenüber ungerecht war, springen deine Eltern dann ein?
12. Individuelle Einzigartigkeit	4. Werden dir andere als Vorbild hingestellt?
13. Grenzen	3. Wie häufig kommt es vor, dass du die Kontrolle über dich verlierst, so dass du andere schlägst?
14. Holes in Roles	4. Wie oft hast du das Gefühl, es sei besser, deinen Ärger zu verbergen, weil du niemanden damit belasten willst?

dem Konzept Holes in Roles. In Tabelle 1 ist zu jeder dieser Skalen ein Beispiel-Item angegeben.

Mit der siebten Skala wird das Kind nach dem Vorhandensein und der Wichtigkeit eines Haustieres gefragt. Im Zusammenhang mit Feeling-Seen scheint diese Frage relevant zu sein. Bachg (2007) vermutet, dass Kinder, deren Bedürfnisse nicht ausreichend von den Eltern befriedigt werden, häufig eine enge Beziehung zu ihren Haustieren aufbauen, um so die erlebten Defizite auszugleichen.

Die Skalen des Fragebogens bestehen jeweils aus 4 bis 15 Items, die größtenteils fünfstufig Likert-skaliert (1 = „nie" bis 5 = „immer") sind. Die übrigen Items sind offen formuliert.

Da überprüft werden soll, ob sich aufgrund des ersten Gesprächs mit Feeling-Seen Veränderungen hinsichtlich der zentralen Aspekte ergeben, wird dieser Fragebogen zu beiden Messzeitpunkten eingesetzt.

4.2.2 Kindl-R – Erfassung der gesundheitsbezogenen Lebensqualität

Der Kindl-R-Fragebogen zur Erfassung gesundheitsbezogener Lebensqualität (im Folgenden: Kindl-R) wurde von Bullinger, Mackensen und Kirchberger 1994 (1994; zit. nach Ravens-Sieberer & Bullinger, 2000) entwickelt und 1998 von Ravens-Sieberer und Bullinger revidiert (1998a, 1998b; zit. nach Ravens-Sieberer & Bullinger, 2000). Er besteht aus 24 Likert-skalierten Items, die mit je vier Items folgenden sechs Dimensionen zugeordnet sind: körperliches Wohlbefinden, psychisches Wohlbefinden, Selbstwert, Familie, Freunde und Schule. Eine siebte Skala „Erkrankung" bezieht sich auf längere Krankheiten oder Krankenhausaufenthalte. Da in der vorliegenden Studie davon ausgegangen wurde, dass bei keinem der untersuchten Kinder Derartiges vorliegt und jedes die eingangs gestellte Filterfrage zu dieser Skala, „Bist du gerade

Tabelle 2: Beispiel-Items zu den verwendeten sechs Skalen des Kindl-R

Skala	**Beispiel-Item**
	In der letzten Woche …
1. Körperliches Wohlbefinden	3. … war ich müde und schlapp
2. Psychisches Wohlbefinden	1. … habe ich viel gelacht und Spaß gehabt
3. Selbstwert	3. … mochte ich mich selbst leiden
4. Familie	1. … habe ich mich gut mit meinen Eltern verstanden
5. Freunde	2. … mochten mich die anderen Kinder
6. Schule	4. … habe ich Angst vor schlechten Noten gehabt

im Krankenhaus oder hast du eine längere Krankheit?" negieren würde, wurde auf die Verwendung der Skala 7 verzichtet. Tabelle 2 zeigt zu den ersten sechs Skalen jeweils ein Beispiel-Item.

Die Einschätzung aller Items erfolgt auf einer fünfstufigen Likert-Skala (1 = „nie" bis 5 = „immer"). Es ist hierbei möglich, für die einzelnen Dimensionen Skalenscores zu errechnen oder einen Gesamtwert der gesundheitsbezogenen Lebensqualität aus der Zusammenfassung aller sechs Dimensionen zu ermitteln.

Bei der Bestimmung der Reliabilitätkoeffizienten wurde Cronbachs Alpha als Maß für die interne Konsistenz berechnet. Während die Konsistenzkoeffizienten der einzelnen Skalen mit einer Spannbreite von $\alpha = .63$ - $.76$ als befriedigend bezeichnet werden können, kann für die Gesamtskala, ohne die Skala 7, von einer guten internen Konsistenz gesprochen werden. Hier wurde ein Koeffizient von $\alpha = .84$ erreicht. Zudem sind sowohl die konvergente Validität als auch die diskriminante Validität gegeben.

Besonders aufgrund der Veränderungssensitivität, die der Kindl-R unter anderem hinsichtlich der Dimensionen Körper, Selbstwert und des Gesamtwertes aufweist (Ravens-Sieberer & Bullinger, 2000), und der einfachen Handhabung schien er für die vorliegende Evaluationsstudie geeignet zu sein.

4.2.3 Erfassung der empfundenen Belastungen

Sowohl die Kinder als auch ihre Eltern wurden zu Beginn der Befragung mit zwei Items nach ihrer persönlich empfundenen Belastung und der persönlich empfundenen Belastung für das familiäre Zusammenleben durch die Problemsituation befragt. Zudem soll mit dem Item 3 „Wie wichtig ist es dir/Ihnen, dass sich an der momentanen Situation etwas ändert?" der Frage nach der Bereitschaft nachgegangen werden, die Probleme durch Beratungsgespräche im Psychologischen Beratungszentrum Georgsmarienhütte anzugehen. Die Fragen für die Kinder blieben zu beiden Zeitpunkten gleich. Die Eltern beantworteten zum zweiten Erhebungszeitpunkt mit den Items 4, 5 und 6 drei weitere Fragen, die sich, bedingt durch das Familien- und das Elterngespräch, auf Veränderungen ihrer Problemsicht, eine veränderte Perspektive auf das Verhalten des Kindes sowie ein besseres Verstehen ihres Kindes beziehen. Das Maß beziehungsweise Vorhandensein der Belastung sowie der Veränderungen konnte anhand einer elfstufigen Skala (0 = „überhaupt nicht" bis 10 = „sehr stark") angegeben werden. Die Probanden wurden aufgefordert, sich für das Ausmaß zu entscheiden, das ihrer persönlich empfundene Belastung durch die Probleme am besten beschreibt respektive der Ausprägung der Veränderung durch das Gespräch am besten entspricht.

4.2.4 Erfassung der Beurteilung der Feeling-Seen-Psychotherapie

Zur Erfassung der Beurteilung der Feeling-Seen-Psychotherapie wurden den Eltern beim zweiten Erhebungszeitpunkt 16 Einzelitems vorgelegt. Diese sind entweder dem Fragebogen zur Beurteilung der Pesso-Psychotherapie (Wächter, 2009) entnommen und stellen eine an die vorliegende Untersuchung angepasste Modifikation einzelner Items dieses Fragebogens dar (Items 1-5, 7-12) oder sind in Anlehnung an die Items des Fragebogens von Wächter (2009) neu und speziell für die Beurteilung von Feeling-Seen generiert worden (Items 6, 13 und 14). Von den sechs Items des PBSP-Fragebogens von Wächter, die der Erhebung der Zufriedenheit mit der Therapieform dienten, wurden vier Items an das Gespräch in Feeling-Seen angeglichen (Items 1, 2, 3 und 12), während die beiden übrigen Items neu formuliert wurden (aus „Ich kann spüren, dass die Therapeuten sich um einen kümmern" wurde Item 13 „Ich konnte spüren, dass der Therapeut sich um mein Kind kümmert" und aus „ Die Therapeuten helfen klarerzumachen, was ich erlebe und fühle" wurde Item 14 „Der Therapeut half klarerzumachen, was mein Kind erlebt und fühlt").

Alle Aussagen sollen jeweils auf einer fünfstufigen Skala (von 1 = „stimmt nicht" bis 5 = „stimmt sehr") bewertet werden. Die Items 5, 9 und 10 sind negativ formuliert und werden in die Auswertung umgepolt einbezogen.

4.2.5 Erfassung soziodemographischer Daten

In der Befragung wurden einige soziodemographische Angaben erfasst. Bei der Darstellung der Ergebnisse werden folgende Variablen berücksichtigt: Geschlecht und Alter des Kindes, Schule des Kindes, Anzahl der Geschwister sowie von welchem Elternteil der Elternfragebogen ausgefüllt wurde. Zudem wurde bei der familiären Situation berücksichtigt, ob die Eltern des Kindes getrennt leben oder nicht.

4.3 Beschreibung der Untersuchungsgruppe

Im Rahmen der Untersuchung wurden von November 2007 bis April 2008 zwanzig Erstgespräche auf der Grundlage von Feeling-Seen in dem Psychologischen Beratungszentrum in Georgsmarienhütte bei Osnabrück geführt. Das Angebot des Beratungszentrums umfasst schwerpunktmäßig Erziehungs- sowie Ehe- und Lebensberatung.

Die Datenerhebung wurde erheblich erschwert, da nur Familien in die Studie einbezogen werden konnten, die aufgrund innerfamiliärer Probleme das Beratungszentrum aufsuchten. Zudem sollte das Kind, dessentwegen sie Beratung in Anspruch nehmen wollten, zum Zeitpunkt der Erhebung im Alter von acht bis zwölf Jahren sein. Die zu erwartenden Effekte schienen bei Kindern dieser Altersgruppe am stärksten ausgeprägt (siehe Abschnitt 2.5., S. 42 dieser Arbeit).

Die Untersuchungsgruppe wurde primär nach dem Kriterium der Verfügbarkeit zusammengestellt. Aufgenommen werden konnten nur Klienten, die zum ersten Mal Erziehungsberatung in dem Psychologischen Beratungszentrum Georgsmarienhütte wahrnahmen und bisher noch nicht im eigenen Kontakt mit Feeling-Seen beziehungsweise PBSP standen. Die Auswahlentscheidungen richteten sich daher zusammengefasst nach folgenden Kriterien:

- Alter der Kinder zwischen acht und zwölf Jahren
- erste Anmeldung zur Erziehungsberatung in dem Psychologischen Beratungszentrum Georgsmarienhütte
- im Vorhinein kein Kontakt mit Feeling-Seen bzw. PBSP

Vier der zwanzig erhobenen Datensätze mussten ausgeschlossen werden. Drei waren unvollständig, weil es aus unterschiedlichen Gründen nicht zu einer zweiten Erhebung kam. Ein weiterer Datensatz konnte in die Auswertung nicht mit einbezogen werden, da bei diesem Kind aufgrund seines Verhaltens und der Erkenntnisse aus dem Familiengespräch eine Intelligenzminderung vermutet wurde. Die Voraussetzung für die Bearbeitung der Fragebögen schienen in diesem Fall nicht gegeben zu sein.

Folglich konnten N = 16 Datensätze von Kindern und ihren Eltern zur deskriptiven und inferenzstatistischen Analyse herangezogen und in die Auswertung einbezogen werden.

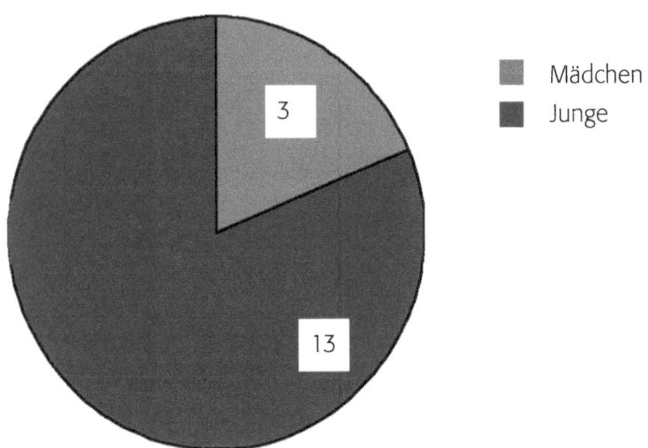

Abb. 3: Absolute Geschlechterverteilung in Häufigkeiten (N =16)

4.3.1 Soziodemographische Daten

Zu den 16 befragten Kindern gehören drei Mädchen und 13 Jungen. Das Alter der Kinder reicht von 7;10 Jahren (7 Jahren und 10 Monaten) bis 12;8 Jahren. Die drei Mädchen sind 7;10 Jahre, 8;10 Jahre und 10;3 Jahre alt. Das Durchschnittsalter der Probanden beträgt 9;10 Jahre.

Elf von ihnen, darunter auch die drei Mädchen, besuchen die Grundschule, drei die Realschule, und zwei gehen auf das Gymnasium. Zwölf der befragten Kinder wohnen zusammen mit beiden Eltern. Drei wohnen bei der Mutter, ein Kind wohnte bei seinem Vater. Eines der Kinder besitzt keine Geschwister, elf haben ein Geschwister, drei Kinder haben zwei Geschwister, ein Kind hat vier Geschwister.

Tabelle 3: Häufigkeiten und prozentuale Häufigkeiten der Untersuchungsgruppe (N = 16)

	Mädchen	**Gesamt**	**Jungen**
Alter (in Jahren)			
< 8;0	1	6,2%	
8;1-9;0	2	25,0%	3
9;1-10;0		31,4%	5
10;1-11;0	1	25,0%	3
11;1-12;0		6,2%	1
> 12;1		6,2%	1
Bildung			
Grundschule	3	68,8%	8
Hauptschule			
Realschule		18,8%	3
Gymnasium		12,4%	2
Wohnsituation			
bei den Eltern	2	75,0%	10
bei der Mutter	1	18,8%	2
bei dem Vater		6,2%	1
Anzahl der Geschwister			
0		6,2%	1
1	2	68,8%	9
2	1	18,8%	2
3			
4		6,2%	1

Von den insgesamt N=16 Kindern bearbeiteten bei zehn Kindern, darunter alle drei Mädchen, jeweils die Mütter den Elternfragebogen, bei einem Jungen wurde diese Aufgabe vom

Vater übernommen, und bei fünf Kindern füllten die Eltern zu beiden Zeitpunkten den Fragebogen gemeinsam aus.

5 Ergebnisse

5.1 Itemanalyse

Zur Überprüfung der Gütekriterien des *Fragebogens zur Erfassung der zentralen Aspekte von Feeling-Seen* (Hervorhebung v. Verf.) werden alle fünfstufig Likert-skalierten Items der Skalen „Platz“, „Nahrung“, „Unterstützung“, „Schutz“, „Grenzen“, „Individuelle Einzigartigkeit“ und „Holes in Roles“ einer Itemanalyse unterzogen. Hinzuweisen ist jedoch darauf, dass die hierfür notwendige Repräsentativität der Analysestichprobe wegen der Größe der Untersuchungsgruppe nicht gegeben ist. Die Ergebnisse der Itemanalyse müssen folglich unter Berücksichtigung dieses Defizits betrachtet werden. Ebenfalls aus diesem Grund muss von der Durchführung einer Faktorenanalyse im Zuge der Evaluation des genannten Fragebogens abgesehen werden, da stabile Faktoren nur zu erwarten sind, wenn die Stichprobengröße mindestens das Doppelte der Itemanzahl beträgt (Stevens, 2002). Infolgedessen muss auf die Bestimmung der internen Validität mittels einer nach einer Faktorenanalyse feststellbaren faktoriellen Validität verzichtet werden. Da kein mit dem *Fragebogen zur Erfassung der zentralen Aspekte von Feeling-Seen* vergleichbares Instrument eingesetzt wurde, ist auch keine Darstellung der externen Validität möglich.

Die Rohwerteverteilung der einzelnen Skalen wird mit dem Shapiro-Wilk-Test auf Normalverteilung geprüft, da dieser hinreichend sensitiv ist, um auch bei Stichproben mit geringen Umfängen eine Normalverteilung der Daten feststellen zu können (Stevens, 2002).

Um die Lesbarkeit der vorliegende Graduierungsarbeit nicht unnötig zu erschweren, sind die deskriptiven Statistiken, die Reliabilitätsstatistiken, die Interkorrelationen der Items jeder Skala sowie die Item-Skala-Statistiken mit den korrigierten Trennschärfekoeffizienten vollständig im Anhang 12.3. dargestellt. Für die Analyse werden jeweils die Items des ersten Erhebungszeitpunkts betrachtet, da diese Werte die Grundlage für Veränderungsmessungen in dieser Untersuchung bilden.

5.1.1 Skala „Platz“ (Skala 9)

Die Skala „Platz“ umfasst folgende sieben Items:

- „Fühlst du dich zu Hause wohl?“
- „Fühlst du dich zu Hause verstanden?“
- „Fühlst du dich überflüssig?“
- „Fühlst du dich abgelehnt?“
- „Hast du Sehnsucht, irgendwohin zu gehören?“

- „Stellst du dir vor, dass es auf einem anderen Planeten oder in einem anderen Land für dich leichter wäre?"
- „Kannst du sagen, wenn dich etwas stört?"

Bei der Analyse der Rohwerteverteilung der Skala „Platz" kann mit Hilfe des Shapiro-Wilk-Tests eine Normalverteilung festgestellt werden.

Tabelle 4: Mittelwert, Standardabweichung und Shapiro-Wilk-Test auf Normalverteilung der Skala „Platz" zu T1 (N = 16)

			Shapiro-Wilk		
	M	SD	Statistik	df	Signifikanz
FSP zu T1	29,38	3,757	,950	16	,484

FSP = Feeling-Seen-Skala „Platz"

Angesichts dessen, dass bei den sieben fünfstufig Likert-skalierten Items mindestens fünf und maximal 35 Punkte erreicht werden können, weist der Mittelwert von 29,38 Punkten auf eine geringe Gesamtschwierigkeit der Skala hin. Die Itemmittelwerte als Maß für die Schwierigkeit der Items (siehe Anhang 12.3.1) rangieren von 3,63 bis 4,50 Punkte.

Für die einzelnen Items werden mit den korrigierten Item-Skala-Korrelationen die korrigierten Trennschärfenkoeffizienten bestimmt (siehe Anhang 12.3.1). Abgesehen von den Trennschärfen der Items „Fühlst du dich zu Hause wohl?" und „Kannst du sagen, wenn dich etwas stört?" sind diese zufriedenstellend.

Zur Bestimmung der Reliabilität dieser Skala wird die interne Konsistenz bestimmt. Mit Cronbachs Alpha von $\alpha = .753$ ist die Reliabilität als befriedigend bis gut zu bezeichnen.

5.1.2 Skala „Nahrung" (Skala 8)

Der Skala „Nahrung" werden folgende sieben Likert-skalierte Items zugeordnet:

- „Darfst du essen, so viel du willst?"
- „Wie oft schmeckt dir das Essen?"
- „Bekräftigen deine Eltern dich darin, deine eigenen Ideen, Pläne und Ziele zu verfolgen?"
- „Wirst du von deiner Mama gelobt, wenn dir etwas gelingt?"
- „Wirst du von deinem Papa gelobt, wenn dir etwas gelingt?"
- „Wünschst du dir, mehr gelobt zu werden?"
- „Fühlst du dich in manchen Momenten vernachlässigt?"

Bei der Prüfung auf Normalverteilung mit Hilfe des Shapiro-Wilk-Tests wird festgestellt, dass sich keine Anpassung an die Form der Normalverteilung ergeben hat.

Tabelle 5: Mittelwert, Standardabweichung und Shapiro-Wilk-Test auf Normalverteilung der Skala „Nahrung" zu T1 (N = 16)

	M	SD	Shapiro-Wilk Statistik	df	Signifikanz
FSN zu T1	25,81	2,639	,873	16	,030

FSN = Feeling-Seen-Skala „Nahrung"

In Abbildung 4 ist die Rohwerteverteilung für die Skala „Nahrung" graphisch dargestellt.

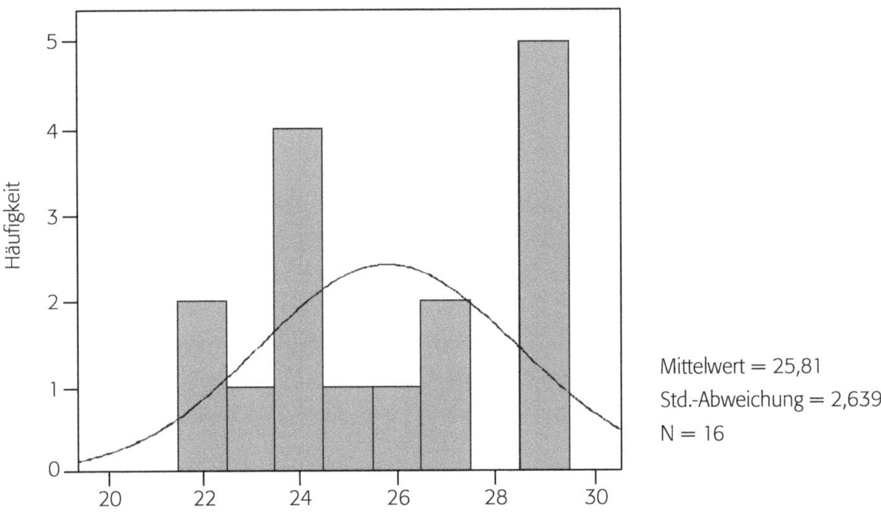

Abb. 4: Mittelwert, Standardabweichung und Häufigkeitsverteilung der Skala „Nahrung"

Bei den sieben fünfstufig Likert-skalierten Items sind ein Mindestsummenwert von sieben Punkten und ein Maximalwert von 35 Punkten erreichbar. Der Skalenmittelwert von 25,81 Punkten lässt tendenziell eine unzureichende Schwierigkeit dieser Skala vermuten. Die Itemmittelwerte, die zwischen 3,00 und 4,13 Punkten liegen, stützen diese Annahme (siehe Anhang 12.3.2).

Die korrigierten Trennschärfen der einzelnen Items weisen unzureichende Werte auf, tendieren teilweise gegen Null. Darüber hinaus liegen bei den Items „Darfst du essen, so viel du willst?" und „Wie oft schmeckt dir das Essen?" negative korrigierte Item-Skala-Korrelationen vor.

Im Zuge der Reliabilitätsmessung wird Cronbachs Alpha als Maß für die interne Konsistenz berechnet. Unter Berücksichtigung der sieben genannten Items ergibt sich ein Konsistenzkoeffizient von α = - .130.

Bei der näheren Betrachtung der Interkorrelationen der Items zeigt sich, dass viele negative Korrelationen sowie gegen Null gehende Zusammenhänge zwischen den Items bestehen. Besonders die Items „Darfst du essen, so viel du willst?" und „Wie oft schmeckt dir das Essen?" weisen, abgesehen von ihrer Interkorrelation, mit allen Items dieser Skala negative Korrelationen auf. Nach Ausschluss der zwei genannten Items liegt mit Cronbachs Alpha von _ = .528 zwar noch keine befriedigende Reliabilität vor, jedoch nimmt diese einen positiven und deutlich höheren Wert an. Zudem liegt nur noch eine negative Interkorrelation vor.

5.1.3 Skala „Unterstützung" (Skala 10)

Die Skala „Unterstützung" umfasst folgende Likert-skalierte Items, die in die Itemanalyse einbezogen werden:

- „Wirst du getröstet, wenn du traurig bist?"
- „Wird dir zugehört, wenn du Probleme hast?"
- „Übt jemand mit dir für Arbeiten oder Diktate?"
- „Bekommst du die Hilfe, die du brauchst (z. B. bei den Hausaufgaben)?"
- „Fühlst du dich mit deinen Problemen alleingelassen?"
- „Hast du das Gefühl, dass deine Mama zu dir hält?"
- „Hast du das Gefühl, dass dein Papa zu dir hält?"

Nach der Prüfung der Rohwerteverteilung der Skala „Unterstützung" mit dem Shapiro-Wilk-Test muss die Nullhypothese abgelehnt werden.

Tabelle 6: Mittelwert, Standardabweichung und Shapiro-Wilk-Test auf Normalverteilung der Skala „Unterstützung" zu T1 (N = 16)

			Shapiro-Wilk		
	M	SD	Statistik	df	Signifikanz
FSU zu T1	29,94	3,890	,890	16	,055

FSU = Feeling-Seen-Skala „Unterstützung"

Die Verteilung der Rohwerte dieser Skala ist in Abbildung 5 dargestellt.

Mit einem Mindestsummenwert von 7 Punkten und einem maximalen Wert von 35 Punkten deutet der Skalenmittelwert von 29,94 Punkten auf eine geringe Schwierigkeit der gesamten Skala hin. Das wird besonders deutlich, wenn die Itemmittelwerte (siehe Anhang 12.3.3) als Maß für die Itemschwierigkeit betrachtet werden. Diese liegen mit 4,06 bis 4,50 Punkten im oberen Wertebereich. Bis auf das Item „Bekommst du die Hilfe, die du brauchst?" weisen alle Items zufriedenstellend korrigierte Trennschärfen auf.

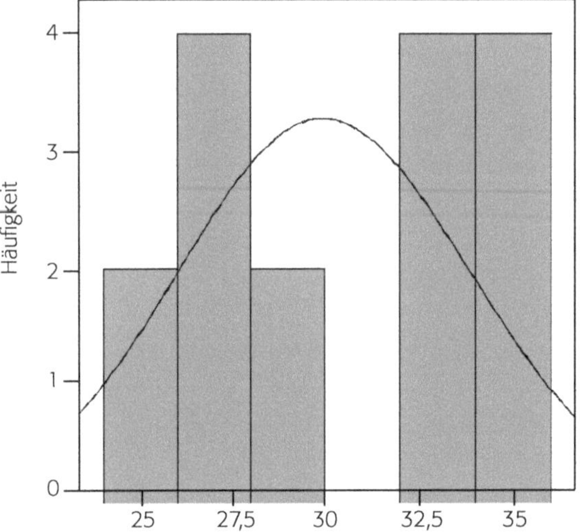

Mittelwert = 29,94
Std.-Abweichung = 3,890
N = 16

Abb. 5: Mittelwert, Standardabweichung und Häufigkeitsverteilung der Skala „Unterstützung"

Bei der Bestimmung der internen Konsistenz kann mit Cronbachs Alpha von $\alpha = .800$ eine gute Reliabilität dieser Skala festgestellt werden. Bis auf die Korrelation zwischen den Items „Bekommst du die Hilfe, die du brauchst?" und „Fühlst du dich mit deinen Problemen alleingelassen?" liegen alle übrigen Korrelationen deutlich über Null.

5.1.4 Skala „Schutz" (Skala 11)

Zu der Skala „Schutz" zählen folgende sechs Likert-skalierte Items:

- „Wünschst du dir, dass du häufiger in den Arm genommen wirst?"
- „Wenn ein Lehrer dir gegenüber ungerecht war, springen deine Eltern dann ein?"
- „Kannst du dich gegen andere zur Wehr setzen?"
- „Wie häufig wirst du ausgeschimpft, so dass du richtig Angst bekommst?"
- „Wie häufig wirst du ausgelacht?"
- „Wie häufig bekommst du so heftigen Streit zwischen deinen Eltern mit, dass du richtig Angst bekommst?"

Die Datenverteilung der Skala „Schutz" wird mit dem Shapiro-Wilk-Test positiv auf Normalverteilung geprüft.

Tabelle 7: Mittelwert, Standardabweichung und Shapiro-Wilk-Test auf Normalverteilung der Skala „Schutz" zu T1 (N = 16)

			Shapiro-Wilk		
	M	SD	Statistik	df	Signifikanz
FSS zu T1	22,06	3,172	,929	16	,233

FSS = Feeling-Seen-Skala „Schutz"

Die Itemmittelwerte (siehe Anhang 12.3.4) der Skala „Schutz" nehmen Werte von 3,06 bis 4,25 Punkte an. Als Maße für die Itemschwierigkeit weisen diese Werte auf eine mittlere bis leichte Schwierigkeit hin. Auch anhand des Skalenmittelwerts zeigt sich, dass die Itemschwierigkeit mit einem Gesamtmittelwert von 22,06 Punkten bei maximal 30 zu erreichenden Punkten nicht ausreichend gegeben ist.

Die korrigierten Trennschärfen der Items „Wünschst du dir, dass du häufiger in den Arm genommen wirst?", „Kannst du dich gegen andere zur Wehr setzen?" und „Wie häufig wirst du ausgelacht?" können als zufriedenstellend bezeichnet werden (siehe Anhang 12.3.4). Dies gilt jedoch nicht für die übrigen Items, deren korrigierte Item-Skala-Korrelationen gegen Null gehen oder negative Wert aufweisen.

Die sechs Items werden zur Reliabilitätsmessung herangezogen, wobei sich eine schwache interne Konsistenz mit Cronbachs Alpha von $\alpha = .490$ ergibt. Nach Betrachtung der Interkorrelationen der Items kann festgestellt werden, dass insbesondere die Items „Wie häufig wirst du ausgeschimpft, so dass du richtig Angst bekommst?" und „Wie häufig bekommst du so heftigen Streit zwischen deinen Eltern mit, dass du richtig Angst bekommst?" negative Korrelationen mit den übrigen Items aufweisen. Nach Ausschluss der zwei Items kann immerhin eine befriedigende Reliabilität mit Cronbachs Alpha von $\alpha = .694$ festgestellt werden. Zudem sind daraufhin ausschließlich positive Korrelationen vorhanden.

5.1.5 Skala „Grenzen" (Skala 13)

In der Itemanalyse der Items der Skala „Grenzen" werden sieben Likert-skalierte Items berüksichtigt. Das Item „Wie häufig wirst du wütend?" wird für diese Analyse wie auch für die Testungen der mit der vorliegenden Untersuchung untersuchten Fragen ausgespart.

- „Traust du dich, deinen Ärger zu zeigen?"
- „Wie häufig kommt es vor, dass du die Kontrolle über dich verlierst, so dass du andere beschimpfst oder anschreist?"
- „Wie häufig kommt es vor, dass du die Kontrolle über dich verlierst, so dass du andere schlägst?"
- „Kannst du deiner Mama zeigen, wie stark du bist?"
- „Kannst du deinem Papa zeigen, wie stark du bist?"
- „Darfst du deine Wut in angemessenem Rahmen zeigen, ohne dafür Ärger zu bekommen?"

- „Helfen dir deine Eltern gut dabei, mit deiner Wut umzugehen (z. B. indem sie bei dir bleiben, dir Erklärungen geben und Verständnis zeigen)?"

Der Shapiro-Wilk-Test auf Normalverteilung zeigt, dass die Abweichungen signifikant sind.

Tabelle 8: Mittelwert, Standardabweichung und Shapiro-Wilk-Test auf Normalverteilung der Skala „Grenzen" zu T1 (N = 16)

			Shapiro-Wilk		
	M	SD	Statistik	df	Signifikanz
FSG zu T1	27,31	3,535	,968	16	,803

FSG = Feeling-Seen-Skala „Grenzen"

Die Itemschwierigkeit der Items der vorliegenden Skala liegt im mittleren Bereich (siehe Anhang 12.3.5). Die Items verfügen über Mittelwerte im Bereich von 2,69 bis 3,94 Punkten. Das deutet darauf hin, dass die Itemschwierigkeit einiger Items geringer ist und bei anderen im mittleren Bereich liegt.

Unter Berücksichtigung der genannten sieben Items kann im Zuge der Reliabilitätsmessung mit Cronbachs Alpha in Höhe von α =.489 bestimmt werden. Die interne Konsistenz wird nach Ausschluss der Items „Traust du dich, deinen Ärger zu zeigen?" und „Wie häufig kommt es vor, dass du die Kontrolle über dich verlierst, so dass du andere schlägst?", die mit den übrigen Items gegen Null oder negativ korrelieren, erneut festgestellt. Cronbachs Alpha von α =.604 kann zwar als annähernd befriedigende Reliabilität bezeichnet werden, es wird jedoch ein deutlicher Anstieg nach Ausschluss der genannten Items sichtbar.

5.1.6 Skala „Individuelle Einzigartigkeit" (Skala 12)

Die Skala „Individuelle Einzigartigkeit" umfasst folgende Likert-skalierte Items:

- „Fühlst du dich angenommen, so wie du wirklich bist?"
- „Kannst du ausprobieren, in welchen Bereichen du besondere Fähigkeiten oder ein Talent besitzt?"
- „Wirst du mit anderen verglichen?"
- „Werden dir andere als Vorbild hingestellt?"

Der Shapiro-Wilk-Test auf Normalverteilung zeigt, dass die Abweichung signifikant ist.

Die Itemmittelwerte (Anhang 12.3.6), welche Werte zwischen 3,75 und 3,88 Punkten annehmen, deuten auf eine zu geringe Itemschwierigkeit hin. Die korrigierten Trennschärfen der ersten beiden Items sind befriedigend, die Trennschärfen der Items „Wirst du mit anderen verglichen?" und „Werden dir andere als Vorbild hingestellt?" sind jedoch unzureichend. Zwi-

Tabelle 9: Mittelwert, Standardabweichung und Shapiro-Wilk-Test auf Normalverteilung der Skala „individuelle Einzigartigkeit" zu T1 (N = 16)

			Shapiro-Wilk		
	M	SD	Statistik	df	Signifikanz
FSI zu T1	15,31	2,822	,975	16	,916

FSI = Feeling-Seen-Skala „Individuelle Einzigartigkeit"

schen diesen beiden Items wird eine negative Korrelation von r = - .227 festgestellt. Mit den übrigen Items korreliert das erstere nur niedrig.

Bei der Bestimmung der internen Konsistenz kann für alle vier Items der Skala „Individuelle Einzigartigkeit" Cronbachs Alpha von $\alpha = .564$ ermittelt werden. Wird die Reliabilität erneut unter Ausschluss des Items „Wirst du mit anderen verglichen?" gemessen, ergibt sich ein beinahe befriedigender Wert für Cronbachs Alpha von $\alpha = .685$. Wird hingegen das Item „Werden dir andere als Vorbild hingestellt?" ausgeschlossen, liegt ein niedrigeres Cronbachs Alpha von $\alpha = .607$ vor.

5.1.7 Skala „Holes in Roles" (Skala 14)

In die Itemanalyse der Skala „Holes in Roles" werden die folgenden Likert-skalierten Items einbezogen:

- „Tut dir deine Mama leid?"
- „Tut dir dein Papa leid?"
- „Tun dir deine Geschwister leid?"
- „Wie oft hast du das Gefühl, es sei besser, deinen Ärger zu verbergen, weil du niemanden damit belasten willst?"
- „Fragst du jemanden um Hilfe, wenn du nicht weiterweißt?"
- „Fühlst du dich (körperlich) schwer?"
- „Wie häufig siehst du deine Mama weinen?"
- „Wie häufig siehst du deinen Papa weinen?"
- „Wie häufig hast du den Eindruck, dass jemand aus deiner Familie Hilfe braucht?"

Die Rohdatenverteilung der Skala „Holes in Roles" wird mit dem Shapiro-Wilk-Test auf Normalverteilung geprüft. Die Nullhypothese kann bestätigt werden.

Die Itemmittelwerte (siehe Anhang 12.3.7) werden als Maß für die Ermittlung der Itemschwierigkeiten herangezogen. Es wird deutlich, dass die Items der Skala „Holes in Roles" mit Mittelwerten von 1,50 bis 3,31 Punkten auf mittlere bis hohe Schwierigkeiten hinweisen. Dieser Eindruck wird durch die Betrachtung des Gesamtmittelwerts dieser Skala mit 22,56 von maximal 45 erreichbaren Punkten verstärkt.

Tabelle 10: Mittelwert, Standardabweichung und Shapiro-Wilk-Test auf Normalverteilung der Skala „Holes in Roles“ zu T1 (N = 16)

			Shapiro-Wilk		
	M	SD	Statistik	df	Signifikanz
FSHIR zu T1	22,56	4,366	,950	16	,486

FSHIR = Feeling-Seen-Skala „Holes in Roles“

Die korrigierten Trennschärfen der ersten drei Items zeigen zufriedenstellende bis gute Werte. Die Trennschärfen der übrigen sechs Items sind jedoch unzureichend hoch. Das Item „Fragst du jemanden um Hilfe, wenn du nicht weiterweißt?“ verfügt darüber hinaus über eine negative korrigierte Item-Skala-Korrelation.

Im Zuge der Reliabilitätsmessung ist ein Cronbachs Alpha von $\alpha = .683$ festzustellen. Unter Ausschluss der Items „Fragst du jemanden um Hilfe, wenn du nicht weiterweißt?“ und „Fühlst du dich (körperlich) schwer?“ nimmt Cronbachs Alpha einen befriedigenden Wert von $\alpha = .755$ an. Mit eben diesen Items sind diverse negative Interkorrelationen verbunden.

5.2 Grundbedürfnisse

Frage 1: Wirkt sich Feeling-Seen in der ersten Gesprächseinheit auf die Grundbedürfnisse des Kindes aus?

Wegen des geringen Umfangs der Untersuchungsgruppe kann zum Vergleich der Befriedigung der Grundbedürfnisse zum ersten und zum zweiten Messzeitpunkt keine multivariate Varianzanalyse durchgeführt werden. Mit Hilfe diverser t-Tests werden die Bedürfnisse nach Platz, Nahrung, Unterstützung, Schutz und Grenzen hinsichtlich ihrer Befriedigung zu beiden Erhebungszeitpunkten auf signifikante Effekte untersucht (vgl. Tab. 11). Die t-Tests werden trotz des geringen Stichprobenumfangs durchgeführt, da die Rohwerteverteilungen der Bedürfnis-Skalen sowie der Skala „Individuelle Einzigartigkeit“ und „Holes in Roles“ annähernd normalverteilt sind.

Es zeigt sich ein signifikanter Unterschied bei der Befriedigung des Bedürfnisses nach Nahrung ($t = -2{,}573$, $p < 0{,}05$). Mit einem Mittelwert von 25,81 Punkten empfinden die Kinder die Befriedigung des Bedürfnisses nach Nahrung zum ersten Zeitpunkt als signifikant geringer als zum zweiten Zeitpunkt mit einem Mittelwert von 27,94 Punkten. Zudem weist ein hochsignifikanter Unterschied in der Befriedigung des Bedürfnisses nach Schutz ($t = -3{,}910$, $p < 0{,}01$) darauf hin, dass die Probanden nach dem Gespräch mit Feeling-Seen bezüglich dieses Bedürfnisses eine stärkere Befriedigung wahrnehmen (24,00 Punkte) als vor dem Gespräch (22,06 Punkte). Keine bedeutsamen Effekte ergeben sich hinsichtlich der Befriedigung der Bedürfnisse nach Platz ($t = -1{,}274$, $p > 0{,}05$), nach Unterstützung ($t = -0{,}676$, $p > 0{,}05$) und nach Grenzen ($t = -1{,}160$, $p > 0{,}05$).

Tabelle 11: Mittelwerte, Standardabweichungen, t-Werte, Freiheitsgrade und Signifikanzen der Grundbedürfnisse zu T1 und T2 (N = 16)

	T1		T2				
	M	SD	M	SD	t	df	Signifikanz (2-seitig)
FSP	29,38	3,757	30,00	3,098	- 1,274	15	,222
FSN	25,81	2,639	27,94	3,151	- 2,573	15	**,021***
FSU	29,94	3,890	30,31	3,572	- 0,676	15	,509
FSS	22,06	3,172	24,00	2,898	- 3,910	15	**,001****
FSG	27,31	3,535	28,63	4,660	- 1,160	15	,264

FS- = Feeling-Seen: FSP = Platz, FSN = Nahrung, FSU = Unterstützung, FSS = Schutz, FSG = Grenzen,
T1= erster Messzeitpunkt, T2= zweiter Messzeitpunkt, * = **$p < .05$**, ** = **$p < .01$**

Um zu überprüfen, welche praktische Bedeutsamkeit den signifikanten und nicht signifikanten Unterschieden zukommt, werden Effektstärken für die einzelnen Bedürfnisse berechnet (vgl. Tab. 12). Mit Hilfe der Effektstärken wird zudem der optimale Stichprobenumfang ermittelt, den eine Stichprobe aufweisen müsste, damit sich bei den einzelnen Bedürfnissen signifikante Unterschiede zwischen dem ersten und zweiten Erhebungszeitpunkt ergeben.

Tabelle 12: Effektgröße, α, 1-β und „optimale" Stichprobenumfänge der Grundbedürfnisse (N = 16)

	dz	α	1-β	N (optimal)
FSP	0,316	0,05	0,8	64
FSN	0,645	0,05	0,8	17
FSU	0,167	0,05	0,8	224
FSS	1,066	0,05	0,8	8
FSG	0,291	0,05	0,8	75

FS- = Feeling-Seen: FSP = Platz, FSN = Nahrung, FSU = Unterstützung, FSS = Schutz, FSG = Grenzen

Für das Bedürfnis nach Platz kann eine kleine Effektgröße bestimmt werden (dz = 0,316), was auf einen geringfügig relevanten Unterschied zwischen der Befriedigung dieses Bedürfnisses zum ersten und zum zweiten Erhebungszeitpunkt hinweist. Bei einer Stichprobe mit dem Umfang N = 64 könnte der Unterschied eine signifikante Größe annehmen.

Das Bedürfnis nach Nahrung ist neben dem Bedürfnis nach Schutz das einzige, dessen Befriedigung nach dem Gespräch mit Feeling-Seen eine bedeutsame Verbesserung zeigt. Die Effektgröße (dz = 0,645) lässt hierbei auf einen Unterschied von mittlerer bis großer praktischer Bedeutung schließen. Obgleich in der vorliegenden Arbeit ein signifikanter Effekt gefunden wird, lässt sich für diese Bedürfnis ein optimaler Stichprobenumfang von N = 17 errechnen.

Die für das Bedürfnis, unterstützt zu werden, festgestellte sehr kleine Effektgröße (dz = 0,167) lässt darauf schließen, dass die Unterschiede der wahrgenommene Befriedigung vom ersten zum zweiten Zeitpunkt von geringem Belang sind. Signifikante Effekte ließen sich nur mittels einer Stichprobe von N = 224 erzielen.

Bei der Befriedigung des Bedürfnisses nach Schutz ergeben sich vom ersten zum zweiten Messzeitpunkt signifikante Veränderungen. Dass diese Veränderungen von großer praktischer Bedeutsamkeit sind, zeigt die große Effektstärke (dz = 1,066) an. Bei der Bestimmung der Stichprobengröße, mit der signifikante Unterschiede auffindbar sind, ergibt sich eine mit den vorliegenden Ergebnissen konforme Größe von N = 8.

Der systematische Unterschied zwischen der ersten und zweiten Erhebung des Bedürfnisses nach Grenzen scheint, der kleinen Effektstärke (dz = 0,291) nach zu urteilen, wenig bedeutend zu sein. Bedeutsame Veränderungen in Bezug auf das Bedürfnis nach Grenzen können mit einer Stichprobe von N = 75 erwartet werden.

5.3 Individuelle Einzigartigkeit

Frage 2: Wirkt sich Feeling-Seen in der ersten Gesprächseinheit auf die Wahrnehmung der individuellen Einzigartigkeit des Kindes aus?

Beim Vergleich der wahrgenommenen individuellen Einzigartigkeit zu T1 und T2 durch einen t-Test (vgl. Tab. 13) ergeben sich keine bedeutsamen Unterschiede (t = - 1,537, p > 0,05).

Tabelle 13: Mittelwerte, Standardabweichungen, t-Werte, Freiheitsgrade und Signifikanzen der individuellen Einzigartigkeit zu T1 und T2 (N = 16)

	T1		**T2**				
	M	SD	M	SD	t	df	Signifikanz (2-seitig)
FSI	15,31	2,822	16,19	2,971	- 1,537	15	,145

FSI = individuelle Einzigartigkeit nach Feeling-Seen, T1= erster Messzeitpunkt, T2= zweiter Messzeitpunkt, * = **p < .05**, ** = **p < .01**

Für diesen nicht signifikanten Unterschied kann eine kleine Effektstärke (dz = 0,386) ermittelt werden. Der Unterschied zwischen der individuellen Einzigartigkeit zum ersten und zum zweiten Messzeitpunkt scheint nur mäßig bedeutsam zu sein. Mit Hilfe der Effektstärke kann festgestellt werden, dass mit einer Stichprobengröße von N = 43 ein signifikanter Unterschied zu finden wäre.

5.4 Holes in Roles

Frage 3: Wirkt sich die Aufdeckung der Übernahme von Rollen im Familiensystem auf die Rollenübernahme aus?

Hinsichtlich des Ausmaßes der Rollenübernahme im Familiensystem kann im Vergleich vom ersten zum zweiten Erhebungszeitpunkt durch einen t-Test (vgl. Tab. 14) keine signifikante Veränderung festgestellt werden ($t = 0{,}813$, $p > 0{,}05$).

Tabelle 14: Mittelwerte, Standardabweichungen, t-Werte, Freiheitsgrade und Signifikanzen von „Holes in Roles" zu T1 und T2 (N = 16)

	T1		**T2**				
	M	SD	M	SD	t	df	Signifikanz (2-seitig)
FSHIR	22,56	4,366	21,94	3,855	0,813	15	,429

FSHIR = Holes in Roles nach Feeling-Seen, T1= erster Messzeitpunkt, T2= zweiter Messzeitpunkt,
* = **p < .05**, ** = **p < .01**

Die kleine Effektgröße ($dz = 0{,}202$), die für die Rollenübernahme berechnet werden kann, weist darauf hin, dass der Unterschied zwischen T1 und T2 wenig Bedeutung hat. Mit einer Stichprobengröße von N = 154 könnte ein signifikantes Ergebnis erzielt werden.

5.5 Gesundheitsbezogene Lebensqualität

Frage 4: Wirkt sich Feeling-Seen in der ersten Gesprächseinheit auf die gesundheitsbezogene Lebensqualität aus?

Bei der Betrachtung der psychosozialen Aspekte der gesundheitsbezogenen Lebensqualität hinsichtlich Veränderungen von T1 zu T2 (vgl. Tab. 15) wird ein signifikanter Effekt für das psychische Wohlbefinden ($t = -2{,}324$, $p < 0{,}05$) deutlich. Nach dem Gespräch wird von den Kindern mit einem Mittelwert von 16,88 Punkten ein signifikant höheres psychisches Wohlbefinden erlebt als vor dem Gespräch mit einem Mittelwert von 16,13 Punkten. Des Weiteren ergibt sich ein hochsignifikanter Unterschied für die gesundheitsbezogenen Aspekte, die Freundschaften betreffen ($t = -3{,}435$, $p < 0{,}01$). Demnach nehmen die Kinder zum zweiten Erhebungszeitpunkt die Qualität der Beziehung zu Freunden positiver wahr (15,81 Punkte) als zum ersten Zeitpunkt (14,69 Punkte). Die übrigen Aspekte der gesundheitsbezogenen Lebensqualität zeigen keine bedeutsamen Unterschiede zwischen dem ersten und dem zweiten Erhebungszeitpunkt. Hinsichtlich des körperlichen Wohlbefindens ($t= 0{,}368$, $p > 0{,}05$), des Selbstwerts ($t = 0{,}263$, $p > 0{,}05$), der Familie ($t = -1{,}195$, $p > 0{,}05$) und der Schule ($t = -0{,}225$, $p > 0{,}05$)

ergeben sich keine signifikanten Veränderungen. Auch der Gesamtwert der gesundheitsbezogenen Lebensqualität weist von T1 zu T2 keine bedeutsamen Effekte auf (t = - 1,169, p > 0,05).

Tabelle 15: Mittelwerte, Standardabweichungen, t-Werte, Freiheitsgrade und Signifikanzen der gesundheitsbezogenen Lebensaspekte zu T1 und T2 (N = 16)

	T1		**T2**				
	M	SD	M	SD	t	df	Signifikanz (2-seitig)
KW	14,56	2,502	14,31	3,071	0,368	15	,718
PW	16,13	1,893	16,88	1,928	- 2,324	15	**,035***
SW	13,31	2,845	13,13	3,704	0,263	15	,796
FA	15,56	2,250	16,25	2,017	- 1,195	15	,251
FR	14,69	2,387	15,81	2,509	- 3,435	15	**,004****
SC	12,81	2,428	12,94	1,611	- 0,225	15	,825
Gesamt	87,06	10,516	89,31	10,644	- 1,169	15	,261

KW = Körperliches Wohlbefinden, PW = Psychisches Wohlbefinden, SW = Selbstwert, FA = Familie, FR = Freunde, SC = Schule, Gesamt = Gesamtwert der gesundheitsbezogenen Lebensqualität, T1= erster Messzeitpunkt, T2= zweiter Messzeitpunkt, * = **p < .05**, ** = **p < .01**

5.6 Von den Kindern empfundene Belastung

Frage 5: Führt Feeling-Seen nach der ersten Gesprächseinheit bei den Kindern zu einer Veränderung der empfundenen Belastung, derentwegen sie mit ihren Eltern das Psychologische Beratungszentrum in Georgsmarienhütte aufsuchten?

Beim Vergleich der von den Kindern empfundenen Belastung durch einen t-Test können keine signifikanten Unterschiede festgestellt werden (vgl. Tab. 16). Es ergeben sich keine bedeutsamen Veränderungen hinsichtlich der von den Kindern persönlich empfundenen Belastung (t = - 0,553, p > 0,05). Auch in Bezug auf die von den Kindern empfundene Belastung, die durch die Probleme für das familiäre Zusammenleben entsteht, zeigen sich keine bedeutsamen Effekte (t = 0,264, p > 0,05).

Um zu überprüfen, wie praktisch bedeutsam die Unterschiede in der vom Kind empfundenen Belastung sind und bei welchem Stichprobenumfang signifikante Ergebnisse zu erwarten sind, werden Effektgrößen und optimale Stichprobengrößen bestimmt (vgl. Tab. 17). Die sehr kleine Effektgröße der persönlichen Belastung des Kindes (dz = 0,138) weist auf geringe systematische Unterschiede zwischen den Messzeitpunkten hin. Der Unterschied würde bei einer Stichprobe mit dem Umfang von N = 325 ein signifikantes Ausmaß erreichen.

Tabelle 16: Mittelwerte, Standardabweichungen, t-Werte, Freiheitsgrade und Signifikanzen der empfundenen Belastung des Kindes zu T1 und T2 (N = 16)

	T1		T2				
	M	SD	M	SD	t	df	Signifikanz (2-seitig)
persönlich	3,63	1,746	3,88	1,893	- 0,553	15	,588
Familie	3,63	2,630	3,50	2,422	0,264	15	,795

persönlich = persönlich empfundene Belastung des Kindes, Familie = vom Kind empfundene Belastung für das familiäre Zusammenleben, T1= erster Messzeitpunkt, T2= zweiter Messzeitpunkt, * = **p < .05**, ** = **p < .01**

Die von dem Kind wahrgenommene Belastung für das familiäre Zusammenleben scheint angesichts der noch kleineren Effektstärke (dz = 0,069) unbedeutender zu sein. Hier könnte erst eine Stichprobe von N = 1313 bedeutsame Effekte erzielen.

Tabelle 17: Effektgröße, α, 1-β und „optimale" Stichprobenumfänge der vom Kind empfundenen Belastung (N = 16)

	dz	α	1-β	N (optimal)
persönlich	0,138	0,05	0,8	325
Familie	0,069	0,05	0,8	1313

persönlich = persönlich empfundene Belastung des Kindes, Familie = vom Kind empfundene Belastung für das familiäre Zusammenleben

5.7 Von den Eltern empfundene Belastung

Frage 6: Führt Feeling-Seen nach der ersten Gesprächseinheit bei den Eltern zu einer Veränderung der empfundenen Belastung, derentwegen das Psychologische Beratungszentrum in Georgsmarienhütte aufgesucht wurde?

Durch einen t-Test wird die von den Eltern empfundene Belastung im Hinblick auf eine Veränderung von T1 zu T2 untersucht. Es zeigen sich keine signifikanten Unterschiede (vgl. Tab. 18) in der von den Eltern persönlich empfundenen Belastung ($t = 0{,}446$, $p > 0{,}05$). Auch für die von den Eltern wahrgenommene Belastung für das familiäre Zusammenleben ergeben sich keine bedeutsamen Effekte ($t = -0{,}939$, $p > 0{,}05$).

Die errechnete Effektgröße für die persönliche Belastung der Eltern (vgl. Tab. 19) weist einen sehr kleinen Wert auf (dz = 0,113). Der Unterschied zwischen dem ersten und zweiten Erhebungszeitpunkt scheint wenig aussagekräftig zu sein. Signifikant würde dieser Unterschied erst

Tabelle 18: Mittelwerte, Standardabweichungen, t-Werte, Freiheitsgrade und Signifikanzen der empfundenen Belastung der Eltern zu T1 und T2 (N = 16)

	T1		**T2**				
	M	SD	M	SD	t	df	Signifikanz (2-seitig)
persönlich	6,88	2,029	6,69	2,358	0,446	15	,662
Familie	5,13	1,586	5,38	1,746	- 0,939	15	,362

persönlich = persönlich empfundene Belastung der Eltern, Familie = von den Eltern empfundene Belastung für das familiäre Zusammenleben, T1= erster Messzeitpunkt, T2= zweiter Messzeitpunkt, * = **p < .05**, ** = **p < .01**

bei einer Stichprobengröße von N = 486. Der Unterschied in der von den Eltern wahrgenommenen Belastung für das familiäre Zusammenleben zum ersten und zweiten Zeitpunkt ist kaum relevanter, worauf die kleine Effektgröße schließen lässt (dz = 0,235). Einen bedeutsamen Wert könnte dieser Unterschied erst bei einem Stichprobenumfang von N = 114 annehmen.

Tabelle 19: Effektgröße, α, 1-β und „optimale" Stichprobenumfänge der von den Eltern empfundenen Belastung (N = 16)

	dz	α	1-β	N (optimal)
persönlich	0,113	0,05	0,8	486
Familie	0,235	0,05	0,8	114

persönlich = persönlich empfundene Belastung der Eltern, Familie = von den Eltern empfundene Belastung für das familiäre Zusammenleben

5.8 Bedürfnisse und individuelle Einzigartigkeit

Frage 7: Liegt ein Zusammenhang zwischen der Befriedigung der fünf Grundbedürfnisse nach Platz, Nahrung, Unterstützung, Schutz und Grenzen und dem Ausmaß der empfundenen individuellen Einzigartigkeit vor?

Zwischen der individuellen Einzigartigkeit und dem Bedürfnis nach Platz lässt sich ein signifikant positiver Zusammenhang feststellen, wenn die Einzigartigkeit zum ersten und das Bedürfnis, einen Platz zu haben, zum zweiten Erhebungszeitpunkt betrachtet wird (r = .503, p < 0,05).

Die individuelle Einzigartigkeit zu T1 korreliert in der Tendenz positiv mit dem Bedürfnis nach Nahrung zu T1 (r = .483, p = 0,06), jedoch signifikant positiv mit der zu T2 wahrgenommenen Befriedigung des Bedürfnisses nach Nahrung (r = .602, p < 0,05). Zudem korreliert die

Skala „Individuelle Einzigartigkeit" zu T2 hochsignifikant mit diesem Bedürfnis zu T2 ($r = .642$, $p < 0{,}01$). Die individuelle Einzigartigkeit zu T2 korreliert hochsignifikant positiv mit dem Bedürfnis nach Unterstützung zu T1 ($r = .664$, $p < 0{,}01$) und signifikant positiv zu T2 ($r = .528$, $p < 0{,}05$).

Hochsignifikant positive Zusammenhänge bestehen auch zwischen der individuellen Einzigartigkeit zu T1 und dem Bedürfnis nach Schutz zu T1 ($r = .772$, $p < 0{,}01$) und zu T2 ($r = .677$, $p < 0{,}01$). Zu T2 korreliert die individuelle Einzigartigkeit hochsignifikant positiv mit dem Bedürfnis nach Schutz zu T1 ($r = .642$, $p < 0{,}01$). Zu T2 liegt zwischen der individuellen Einzigartigkeit und dem Bedürfnis nach Schutz ein signifikant positiver Zusammenhang vor ($r = .542$, $p < 0{,}05$).

Zwischen der individuellen Einzigartigkeit zu T1 und dem Bedürfnis nach Grenzen zu T2 liegt ein hochsignifikant positiver Zusammenhang vor ($r = .755$, $p < 0{,}01$). Zu T2 korreliert die individuelle Einzigartigkeit hochsignifikant positiv mit dem Bedürfnis nach Grenzen zu T1 ($r = .692$, $p < 0{,}01$). Ein tendenziell positiver Zusammenhang liegt zwischen der individuellen Einzigartigkeit T2 und dem Bedürfnis nach Grenzen zu T2 vor ($r = .496$, $p = 0{,}05$).

Tabelle 20: Bivariate Korrelationen der Gesamtwerte der fünf Grundbedürfnisse mit der individuellen Einzigartigkeit zu T1 und T2

		T1 Korrelation (Pearson) (2-seitig)	**T2** Korrelation (Pearson) (2-seitig)
T1	**FSP**	.340	.005
	FSN	**.483 (Tendenz)**	.183
	FSU	.372	**.664****
	FSS	**.772****	**.642****
	FSG	.197	**.692****
T2	**FSP**	**.503***	.311
	FSN	**.602***	**.642****
	FSU	.426	**.528***
	FSS	**.677****	**.542***
	FSG	**.755****	**.496 (Tendenz)**

FS- = Feeling-Seen: FSP = Platz, FSN = Nahrung, FSU = Unterstützung, FSS = Schutz, FSG = Grenzen, * = **p < 0,05**, ** = **p < 0,01**

5.9 Holes in Roles und Bedürfnisse

Frage 8: Liegt ein negativer Zusammenhang zwischen der Übernahme von Rollen im Familiensystem und der Befriedigung der fünf Grundbedürfnisse vor?

Die Rollenübernahme im Familiensystem, Holes in Roles, weist lediglich Zusammenhänge mit dem Bedürfnis nach Platz auf. Mit den übrigen Bedürfnissen konnten keine signifikanten Zusammenhänge festgestellt werden. Die Übernahme von Rollen im Familiensystem zeigt zu beiden Erzhebungszeitpunkten Zusammenhänge mit dem Bedürfnis nach Platz zu T1. So liegt zwischen Holes in Roles zu T1 und dem Bedürfnis nach Platz zu T1 ein tendenziell negativer Zusammenhang vor ($r = -.461$, $p = 0,07$). Zu T2 weist die Rollenübernahme einen signifikant negativen Zusammenhang mit dem Bedürfnis nach Platz zu T1 auf ($r = -.587$, $p < 0,05$).

Tabelle 21: Bivariate Korrelationen der Gesamtwerte der zentralen Aspekte von Feeling-Seen mit „Holes in Roles" zu T1 und T2

		T1 Korrelation (Pearson) (2-seitig)	**T2** Korrelation (Pearson) (2-seitig)
T1	**FSP**	**-.461 (Tendenz)**	**-.587***
	FSN	.195	-.080
	FSU	-.328	-.085
	FSS	-.186	-.071
	FSG	-.137	-.287
	FSI	.212	.100
T2	**FSP**	-.197	-.419
	FSN	-.084	-.121
	FSU	-.256	-.371
	FSS	-.142	-.221
	FSG	-.225	-.246
	FSI	.284	**.455 (Tendenz)**

FS- = Feeling-Seen: FSP = Platz, FSN = Nahrung, FSU = Unterstützung, FSS = Schutz, FSG = Grenzen, FSI = Individuelle Einzigartigkeit, * = **p < 0,05**, ** = **p < 0,01**

5.10 Holes in Roles und individuelle Einzigartigkeit

Frage 9: Liegt ein negativer Zusammenhang zwischen der Übernahme von Rollen im Familiensystem und der individuellen Einzigartigkeit vor?

Zwischen der Rollenübernahme und der individuellen Einzigartigkeit besteht ein tendenziell positiver Zusammenhang. Zu T2 korrelieren beide Konstrukte in der Tendenz positiv ($r = .455$, $p = 0,08$; vgl. Tab. 21). Zum ersten Erhebungszeitpunkt korrelieren die beiden Konstrukte nicht miteinander.

5.11 Perspektivenwechsel

Frage 10: Bewirkt Feeling-Seen in einer Gesprächseinheit, dass die Eltern ihr Kind besser verstehen und bei ihnen der Eindruck entsteht, eine neue Sichtweise auf ihr Kind und die Probleme bekommen zu haben?

Obgleich der Umfang der Untersuchungsgruppe gering ist, wird zum Verständnis der Eltern für ihre Kinder zum ersten und zweiten Messzeitpunkt ein t-Test durchgeführt, da mit Hilfe des Shapiro-Wilk-Tests festgestellt werden konnte, dass die Rohwerteverteilung annähernd normal ist. Beim Vergleich durch einen t-Test (vgl. Tab. 22) ergeben sich keine signifikanten Effekte ($t = 0{,}293$, $p > 0{,}05$). Die Eltern scheinen ihr Kind mit seinen Gefühlen, Gedanken und Handlungen nach dem Gespräch mit Feeling-Seen nicht bedeutsam besser zu verstehen.

Tabelle 22: Mittelwerte, Standardabweichungen, t-Werte, Freiheitsgrade und Signifikanzen des Verständnisses der Eltern für ihr Kind zu T1 und T2 (N = 16)

	T1		**T2**				
	M	SD	M	SD	t	df	Signifikanz (2-seitig)
verstehen	6,19	1,834	6,06	1,982	0,293	15	,774

verstehen = wie gut verstehen die Eltern ihrem Eindruck nach ihr Kind mit seinen Gefühlen, Gedanken und Handlungen, T1= erster Messzeitpunkt, T2= zweiter Messzeitpunkt, * = **p < .05**, ** = **p < .01**

Die errechnete Effektstärke von $dz = 0{,}076$ weist auf einen sehr kleinen systematischen Unterschied in diesem Item zum ersten und zweiten Erhebungszeitpunkt hin. Dieser Unterschied kann erst bei einer Stichprobengröße von N = 1068 eine signifikante Größe erreichen.

Zur Überprüfung der zweiten Teilfrage, inwiefern die Eltern den Eindruck haben, eine neue Sichtweise auf ihr Kind und die Probleme bekommen zu haben, werden die zwei Items zum Perspektivenwechsel, die den Eltern zum zweiten Erhebungszeitpunkt vorgelegt wurden, hinsichtlich ihrer deskriptiven Statistik und Häufigkeiten (vgl. Tab. 23) betrachtet. Die Datenverteilung der Items „Wie sehr haben Sie den Eindruck, durch das Gespräch Ihr Kind und sein Verhalten aus einer neuen Perspektive mit anderen Augen zu sehen?" und „Wie sehr haben Sie den Eindruck, durch das Gespräch eine neue Sichtweise auf die Probleme bekommen zu haben, derentwegen Sie die Beratungsstelle aufgesucht haben?" wird zuvor mit dem Shapiro-Wilk-Test auf Normalverteilung getestet. Für das erste Item konnte die Nullhypothese bestätigt werden, für das zweite jedoch nicht.

Auf den 11-stufigen Skalen (0= „überhaupt nicht" bis 10= „sehr stark") beider Items liegt der Mittelwert bei 7 Punkten. Dementsprechend zeigt sich tendenziell, dass die Eltern zum zweiten Erhebungszeitpunkt eine veränderte Perspektive auf ihr Kind und dessen Verhalten sowie auf das Problem, weswegen sie das Psychologische Beratungszentrum in Georgsmarienhütte aufsuchten, wahrgenommen haben.

Tabelle 23: Mittelwert, Standardabweichung, Minimum, Maximum, Spannweite und Shapiro-Wilk-Test auf Normalverteilung der beiden Items zum Perspektivenwechsel (N = 16)

						Shapiro-Wilk		
	M	SD	Min.	Max.	Spannweite	Statistik	df	Signifikanz
Perspektive 1	7,06	1,806	3	10	7	,955	16	,565
Perspektive 2	7,13	1,821	2	10	8	,849	16	,013

Perspektive 1= veränderte Perspektive auf das Kind und sein Verhalten, Perspektive 2 = veränderte Perspektive auf die Probleme

Tabelle 24: Häufigkeiten und prozentuale Häufigkeiten der Antworten der beiden Items zum Perspektivenwechsel (N = 16)

		Häufigkeit	**gültige Prozent**	**kumulierte Prozent**
Perspektive 1	0			
	1			
	2			
	3	1	6,2%	6,2%
	4			
	5	2	12,5%	18,7%
	6	2	12,5%	31,2%
	7	5	31,3%	62,5%
	8	2	12,5%	75,0%
	9	3	18,8%	93,8%
	10	1	6,2%	100,0%
Perspektive 2	0			
	1			
	2	1	6,2%	6,2%
	3			
	4			
	5			
	6	2	12,5%	18,7%
	7	5	31,3%	50,0%
	8	4	25,0%	75,0%
	9	3	18,8%	93,8%
	10	1	6,2%	100,0%

Perspektive 1= veränderte Perspektive auf das Kind und sein Verhalten, Perspektive 2 = veränderte Perspektive auf die Probleme

Aus der Betrachtung der Häufigkeiten und prozentualen Häufigkeiten (vgl. Tab. 24) wird ersichtlich, dass von den befragten Eltern 81,2 Prozent die Frage „Wie sehr haben Sie den Eindruck, durch das Gespräch Ihr Kind und sein Verhalten aus einer neuen Perspektive mit anderen Augen zu sehen?" im höheren Wertebereich mit 6 oder mehr Punkten beantwortet haben. Bei der Bearbeitung der Frage „Wie sehr haben Sie den Eindruck, durch das Gespräch eine neue Sichtweise auf die Probleme bekommen zu haben, derentwegen Sie die Beratungsstelle aufgesucht haben?" gaben sogar 93,7 Prozent 6 oder mehr Punkte an. Lediglich ein Elternpaar gab mit einem Wert von 2 Punkten an, durch das Gespräch mit Feeling-Seen eher keine neue Sichtweise auf das Problem bekommen zu haben.

5.12 Zufriedenheit der Eltern mit den Gesprächen

Frage 11: Wie beurteilen die Eltern die Feeling-Seen-Psychotherapie? Sind die Eltern nach einer Gesprächseinheit mit Feeling-Seen und den erreichten Ergebnissen zufrieden?

Im Zuge der Überprüfung dieser Fragestellung sollen die Items 1-14 zur Erfassung der Beurteilung der Feeling-Seen-Psychotherapie hinsichtlich einer positiven Beantwortung – im Sinne der Itemumpolung – auf der fünfstufigen Skala (von 1 = „stimmt nicht" bis 4 = „stimmt ziemlich" und 5 = „stimmt sehr") betrachtet werden. Da die Erhebung der Zufriedenheit mit den Gesprächen ausschließlich zum zweiten Erhebungszeitpunkt erfasst wurde, sind die Ergebnisse rein deskriptiver Art. Zwei Items, 11a und 11b, wurden von zwei Elternpaaren bzw. Elternteilen nicht beantwortet, so dass hier der Umfang der Untersuchungsgruppe N = 14 entspricht.

In Anhang 12.4 werden die Häufigkeiten „ziemlich" und „sehr" zustimmender Itemantworten dargestellt. Es wird deutlich, dass die Mehrheit der Klienten nach dem Familien- und Elterngespräch in Feeling-Seen den meisten Aussagen ziemlich oder sehr zustimmte. Bei lediglich vier der insgesamt 16 Items (Item 4 „Durch die Therapiestunde haben sich meine Beschwerden verringert", 5 „Ich finde es schwierig, die in der Stunde gewonnenen Einsichten in Alltagssituationen umzusetzen", 11a „Die Stunde hat mir geholfen, mehr Freude im Leben zu haben" und 11b „Die Stunde hat mir geholfen, mich mit anderen Menschen verbundener zu fühlen") liegen die prozentualen Häufigkeiten der Antworten „stimmt ziemlich" und „stimmt sehr" unter 50 Prozent. Diesen Aussagen wird nicht so stark zugestimmt. Dem Item „Durch die Therapiestunde haben sich meine Beschwerden verringert" stimmt sogar nur ein Elternpaar bzw. Elternteil mit Werten in dieser Höhe zu. Zudem geben zehn Elternpaare oder Elternteile – im Sinne der Itemumpolung – an, dass die in der Stunde gewonnen Einsichten wenig oder nur mittelmäßig in Alltagssituationen umsetzen konnten (Item 5). Die übrigen Items werden von durchschnittlich 80 Prozent der Eltern mit „ziemlich" oder „sehr" beantwortet.

Zur Bestimmung der Zufriedenheit mit der Therapieform werden die Items 1, 2, 3, 12, 13 und 14 betrachtet. Mindestens 13 (81,2 Prozent) der befragten Eltern geben bei den Items „Die Therapiestunde hat meine Erwartungen erfüllt" (Item 1), „Der Gewinn, den ich durch das

Gespräch habe, wiegt den Aufwand auf" (Item 2), „Ich bin zufrieden mit dem Tempo, in dem das Gespräch Nutzen für mich erbringt" (Item 3) und „Der Therapeut half klarerzumachen, was mein Kind erlebt und fühlt" (Item 14) zustimmende und stark zustimmende Antworten. Besonders auffällig sind die Antworthäufigkeiten der Items 12 („Ich kann die Stunde ruhigen Gewissens an Freunde weiterempfehlen") und 13 („Ich konnte spüren, dass der Therapeut sich um mein Kind kümmert"). Alle 16 Elternteile oder Elternpaare stimmten „ziemlich" oder „sehr" zu, dass sie die Gesprächseinheit mit Feeling-Seen an Freunde weiterempfehlen können und dass sie in der Beratungsstunde spürten, dass sich der Therapeut um ihr Kind gekümmert hat.

In Abbildung 6 sind die prozentualen Häufigkeiten der fünf Itemantworten „stimmt nicht", „stimmt wenig", stimmt mittelmäßig", „stimmt ziemlich" und „stimmt sehr" der Items zur Beurteilung der Feeling-Seen-Psychotherapie angegeben. Die Items 11a und 11b wurden in die Darstellung nicht mit einbezogen, da sie von zwei Elternpaaren bzw. Elternteilen nicht bearbeitet wurden. Somit werden in der folgenden Abbildung die Häufigkeiten der Antworten von N = 14 Items angegeben.

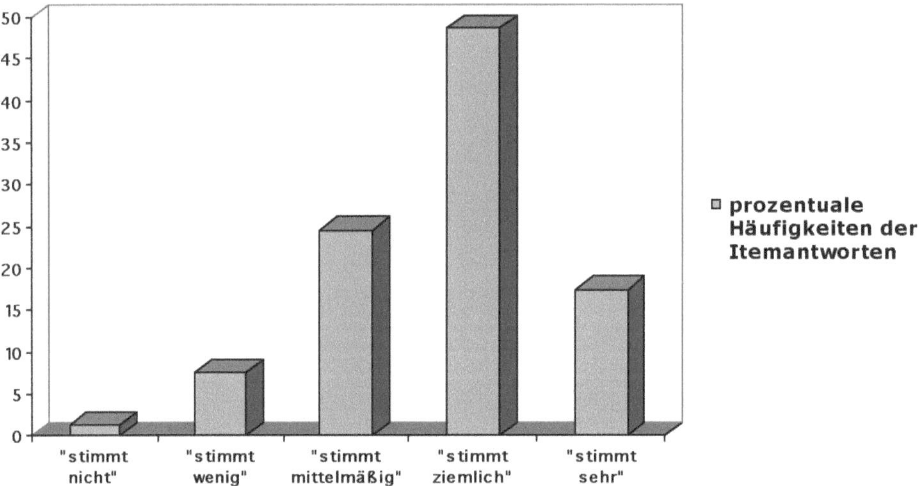

Abb. 6: Prozentuale Häufigkeiten der Antworten der Items zur Beurteilung der Feeling-Seen-Psychotherapie (N = 14)

Die Eltern der 16 Kinder beantworten beinahe 50 Prozent (48,66 Prozent) der Aussagen mit „stimmt ziemlich". „Mittelmäßig" zutreffend werden 24,55 Prozent der Items beurteilt. Mit 17,56 Prozent wird die Antwort „stimmt sehr" etwas weniger häufig gegeben. Bei weniger als 10 Prozent der Items werden die Antworten „stimmt wenig" (7,59 Prozent) und „stimmt nicht"

(1,34 Prozent) angekreuzt. Insgesamt wird deutlich, dass auf die meisten Aussagen zur Beurteilung der Feeling-Seen-Psychotherapie – bei der Beantwortung mit höheren Werten – mit mittlerer bis starker Zustimmung reagiert wird.

6 Diskussion

6.1 Merkmale der Untersuchungsgruppe

Im Rahmen dieser Untersuchung wurden von insgesamt zwanzig Kindern und ihren Eltern Datensätze erhoben, die aufgrund innerfamiliärer Probleme das Psychologische Beratungszentrum in Georgsmarienhütte aufsuchten. Dass letztlich nur die Daten von 16 Probanden in die Analysen einbezogen wurden, geht darauf zurück, dass die Daten von drei Probanden unvollständig waren, da es nicht zu einer zweiten Erhebung kam. Das Ausschließen eines vierten Falls ist durch bestimmte Einschlusskriterien begründet, die den Einfluss von Störvariablen verhindern sollten. Bei diesem Probanden wurde, bedingt durch sein Verhalten und die Erkenntnisse aus dem Erstgespräch, eine Intelligenzminderung vermutet.

Bei der Mehrheit der untersuchten Kinder (13 Kinder, 81,6 Prozent) liegt das Alter zwischen 8;1 Jahren und 11;0 Jahren. Ein Kind wurde in die Untersuchungsgruppe aufgenommen, obwohl es mit 7 Jahren und 10 Monaten zwei Monate jünger als die Altersgruppe ist, die anhand dieser Studie auf Veränderungen durch ein Gespräch in Feeling-Seen untersucht werden sollte. Die individuelle Einzigartigkeit der Persönlichkeit, die durch die Spezifizierung von Interessen entsteht und die Unterschiede zwischen den Kindern hervorhebt, entwickelt sich im Alter von sieben bis acht Jahren (Kroh, 1930; Piaget & Seiler, 1959/1975; Starck, 1985). Die zunehmende Individualisierung geht mit den widersprüchlichen Wünschen nach vermehrter Verantwortung und Selbstbestimmung (Piaget & Seiler, 1959/1975) einerseits und der immer wieder aufgesuchten Nähe zu den Eltern andererseits einher (Starck, 1985). Es ist wahrscheinlich, dass auch ein Kind im Alter von 7;10 Jahren diesen inneren Konflikt erlebt. Demzufolge scheint das Aufnehmen des jüngeren Kindes in die Untersuchungsgruppe gerechtfertigt zu sein.

Wie es dazu kommt, dass lediglich zwei der untersuchten Kinder älter als elf Jahre sind, ist ungeklärt. Vorstellbar ist, dass in dem Erhebungszeitraum von November 2007 bis April 2008 nicht mehr Kinder dieses Alters in dem Psychologischen Beratungszentrum Georgsmarienhütte angemeldet wurden.

Des Weiteren soll auf eine Stichprobenverzerrung hingewiesen werden, da nur drei der einbezogenen 16 Probanden weiblich (18,8 Prozent), also dreizehn männlich (81,2 Prozent) sind. Die Ursache für die ungleiche Geschlechterverteilung bleibt offen. Zum Vergleich wird die Verteilung der Kinder im Alter von sechs bis zwölf Jahren betrachtet, die im Jahr 2006 in dem Psychologischen Beratungszentrum in Georgsmarienhütte vorgestellt wurden (Kibnet-Medicomp GmbH, 2008). In diesem Jahr waren 42,98 Prozent der sechs- bis zwölfjährigen Kinder weiblich und 57,02 Prozent männlich. Der überwiegende Teil der angemeldeten Jungen weist auf tendenziell höhere Anmeldezahlen von männlichen jungen Menschen hin, was als Erklärungsgrund für die Geschlechterverteilung der vorliegenden Untersuchung dienen kann. Angesichts der ungleichen Geschlechterverteilung wurde auf die Bestimmung von Geschlechtsunterschieden verzichtet.

Dass die Mehrheit, d. h. elf Kinder (68,8 Prozent), die Grundschule, nur drei die Realschule und zwei das Gymnasium besuchen, ist angesichts der Altersgruppe der untersuchten Probanden nicht verwunderlich. In der Regel besucht ein Kind im Alter von sechs Jahren bis einschließlich zum Eintritt in das zehnte Lebensjahr die Grundschule.

Nahezu repräsentativ kann die Untersuchungsgruppe im Hinblick auf die Wohnsituation der Kinder beschrieben werden. Während die Eltern von 12 Kindern zusammenleben, sind die Eltern von den übrigen vier Kindern alleinerziehend. Diese Häufigkeit von 25,1 Prozent deckt sich in etwa mit den Angaben des Statistischen Bundesamtes Deutschland (2007), welches angibt, dass im Jahr 2006 in 18,5 Prozent der deutschen Familien die Kinder bei einem alleinerziehenden Elternteil lebten.

Abschließend sei darauf hingewiesen, dass die Ergebnisse der vorliegenden Graduierungsarbeit wegen des geringen Umfangs der Untersuchungsgruppe nicht als repräsentativ angesehen werden können.

6.2 Itemanalyse

Die Itemanalyse der Likert-skalierten Items der Skalen „Platz", „Nahrung", „Unterstützung", „Schutz", „Grenzen", „Individuelle Einzigartigkeit" und „Holes in Roles"[4] des *Fragebogens zur Erfassung der zentralen Aspekte von Feeling-Seen* gibt deutliche Hinweise auf die notwendige und intensive Überarbeitung des Fragebogens. Diverse Items scheinen eine zu geringe Itemschwierigkeit oder unzureichend korrigierte Trennschärfen aufzuweisen. Zudem bedürfen einige Items bezüglich ihrer möglicherweise suggestiven Formulierungen der Modifikation. Womöglich beeinflusst der Wortlaut mancher Items den Probanden bei einer Beantwortung in Richtung höhere Werte. Es erscheint beispielsweise fragwürdig, dass ein Kind das Item „Fühlst du dich zu Hause wohl?" (Item1, Skala „Platz") mit den Antwortmöglichkeiten „nie" oder „selten" beantwortet. Selbst wenn sich ein Kind zu Hause nicht wohlfühlt, so ist dennoch anzunehmen, dass es dieses im Erstkontakt mit Mitarbeitern eines Beratungszentrums, bedingt durch familiäre Normen (Lenz, 2001), nicht äußern wird. Ferner ist es möglich, dass die Kin-

4 Anzumerken ist an dieser Stelle, dass die siebte Skala „Haustier", mit der das Vorhandensein und die Wichtigkeit eines Haustieres erfasst werden, in die Itemanalyse nicht mit einbezogen wurde. Da sie zur Klärung der Fragestellungen nicht relevant zu sein scheint, blieb diese Skala bei der Item- und Datenanalyse unberücksichtigt.

der tendenziell Antworten mit höheren Werten geben, um in ihrem Verhalten der sozialen Erwünschtheit zu entsprechen (Amelang & Schmidt-Atzert, 2006).

Ein weiteres Defizit bezieht sich auf die fehlende Möglichkeit, dieses Instrument auf seine Validität hin zu untersuchen. Da jedoch die Reliabilität im Sinne von Cronbachs Alpha lediglich bei drei der sieben Skalen, namentlich „Platz", „Unterstützung" und „Holes in Roles", mindestens befriedigende Maße erreichte, die Reliabilität aber den maximal möglichen Wert der Validität darstellt (Bortz & Döring, 2006), scheint der Fragebogen nicht valide zu sein.

Obgleich die Ergebnisse der Itemanalyse auf erhebliche Mängel des Fragebogens hinweisen, sollen die Befunde zu den einzelnen Fragestellungen diskutiert werden. Ihre Interpretation ist jedoch nur begrenzt möglich und soll stets unter Berücksichtigung dieses Defizits geschehen.

Im Folgenden werden zunächst einzelne Aspekte der Skalen im Hinblick auf ihre Ergebnisse in der Itemanalyse diskutiert.

6.2.1 Skala „Platz" (Skala 9)

Mit Hilfe der Itemanalyse konnten bezüglich der Itemschwierigkeiten und der Trennschärfen einiger Items deutliche Schwächen der Skala „Platz" herausgestellt werden. In Anbetracht der unzureichend korrigierten Trennschärfen sollten die Items „Fühlst du dich zu Hause wohl?" und „Kannst du sagen, wenn dich etwas stört?" modifiziert werden. Zudem scheinen einige Items, wie beispielsweise die zuvor genannten, infolge ihrer suggestiven Formulierung die Probanden bei der Beantwortung zu beeinflussen.

6.2.2 Skala „ Nahrung" (Skala 8)

Die Skala „Nahrung" bedarf weit mehr der Überarbeitung als die Skala „Platz". Die Itemzusammensetzung sollte insofern korrigiert werden, als die revidierte Version eine Anpassung der Rohwerte an die Form der Normalverteilung ermöglicht (Bortz & Döring, 2006). Darüber hinaus zeigen die Items dieser Skala Defizite hinsichtlich ihrer Schwierigkeit, da diesbezüglich Deckeneffekte deutlich wurden.

Bei der Reliabilitätsmessung ergab sich ein interner Konsistenzkoeffizient von $\alpha = -.130$. Der negative Wert weist auf eine negative mittlere Kovarianz zwischen den Items hin. Dies verstößt gegen die Annahmen über die Zuverlässigkeit des Modells (Bortz & Döring, 2006) und bedarf einer Modifikation.

Insbesondere die Items „Darfst du essen, so viel du willst?" und „Wie oft schmeckt dir das Essen?", die negativ korrigierte Trennschärfen aufweisen, sollten für eine revidierte Version des *Fragebogens zur Erfassung der zentralen Aspekte von Feeling-Seen* einer intensiven Korrektur unterzogen werden. Nach Ausschluss dieser zwei Items lag eine deutlich höhere interne Konsistenz vor. Dass diese Items mit den übrigen Items negativ korrelieren, könnte ein Hinweis darauf sein, dass sie im Gegensatz zu den restlichen Items etwas anderes als das Bedürfnis nach Nahrung messen.

6.2.3 Skala „Unterstützung" (Skala 10)

Neben der Skala „Nahrung" konnte auch die Skala „Unterstützung" nicht positiv auf Normalverteilung geprüft werden. Aus theoretischer Sicht ist für die Befriedigung des Bedürfnisses nach Unterstützung eine Normalverteilung zu erwarten.

Des Weiteren wurde bei der Betrachtung der Itemschwierigkeiten ein Deckeneffekt deutlich. Insbesondere das Item „Bekommst du die Hilfe, die du brauchst?" bedarf, bedingt durch seine niedrige korrigierte Trennschärfe, einer Modifikation. Möglicherweise wäre es sinnvoll, dieses Item in mehrere Fragen aufzugliedern, die unterschiedliche Lebensbereiche betreffen. Folgende Items könnten an dieser Stelle in den Fragebogen aufgenommen werden: „Bekommst du die Hilfe, die du brauchst, wenn du Schwierigkeiten mit den Hausaufgaben hast?", „Bekommst du die Hilfe, die du brauchst, wenn du von deinen Mitschülern geärgert worden bist?" oder „Bekommst du die Hilfe, die du brauchst, wenn du Angst vor etwas hast?".

6.2.4 Skala „Schutz" (Skala 11)

Die Reliabilitätsmessung der Skala „Schutz" mit Cronbachs Alpha von $\alpha = .490$ weist auf Defizite dieser Skala hin. Speziell die Items „Wie häufig wirst du ausgeschimpft, so dass du richtig Angst bekommst?" und „Wie häufig bekommst du so heftigen Streit zwischen deinen Eltern mit, dass du richtig Angst bekommst?", deren Ausschluss die Reliabilität deutlich erhöhte, sollten korrigiert werden. Diese Items lassen aufgrund ihrer negativen Korrelationen mit den übrigen Items vermuten, dass sie etwas anderes als das Ausmaß der Befriedigung des Bedürfnisses nach Schutz erfassen. Zudem wurden bei den beiden genannten sowie den Items „Wenn ein Lehrer dir gegenüber ungerecht war, springen deine Eltern dann ein?" und „Wie häufig bekommst du so heftigen Streit zwischen deinen Eltern mit, dass du richtig Angst bekommst?" gegen Null gehende oder negativ korrigierte Trennschärfen ermittelt.

Des Weiteren ließen sich bei allen Items dieser Skala Schwächen hinsichtlich ihrer Itemschwierigkeit feststellen.

6.2.5 Skala „Grenzen" (Skala 13)

Auch bei der Skala „Grenzen" lassen die Mittelwerte einiger Items zu geringe Itemschwierigkeiten vermuten. Die Itemzusammensetzung der Skala zeigt zudem Defizite bei den korrigierten Trennschärfen und der Reliabilität. Der Ausschluss der Items „Traust du dich, deinen Ärger zu zeigen?" und „Wie häufig kommt es vor, dass du die Kontrolle über dich verlierst, so dass du andere schlägst?" bewirkte zwar einen Anstieg von Cronbachs Alpha, der jedoch nicht ausreichte. Es sollte erwogen werden, die beiden genanten Items der Skala „Grenzen" durch neue zu ersetzen, da ihre niedrigen und negativen Korrelationen mit den übrigen Items vermuten lassen, dass sie nicht die Befriedigung des genannten Bedürfnisses messen. Bei den zuletzt genannten Items ist grundsätzlich zu erörtern, ob ein Kind diese Frage in Richtung höhere Werte beantwortet, wenn es zum ersten Mal Kontakt zu Beratern eines Psychologischen Beratungszentrums hat und zu diesen noch keine vertrauensvolle Beziehung aufbauen konnte.

Das Item „Wie häufig wirst du wütend?" wurde weder in diese Analyse noch in die Überprüfung der mit der Studie zu untersuchenden Fragen einbezogen. Der Ausschluss dieses Items schien im Nachhinein sinnvoll zu sein, da unklar war, inwiefern die Beantwortung der Frage mit „nie", „selten", „manchmal", „oft", „immer" ausreichend Informationen über das Ausmaß der Befriedigung des Bedürfnisses nach Grenzen geben konnte. Zwar ist es möglich, dass ein Kind, das im Sinne von PBSP wenig Grenzen erfährt und sich als omnipotent wahrnimmt (Pesso et al., 1994) angibt, „immer" wütend zu werden. Dennoch ist unklar, ob ein Übermaß an erlebten Grenzen im Gegensatz dazu in der Beantwortung dieser Frage mit „nie" resultiert.

6.2.6 Skala „Individuelle Einzigartigkeit" (Skala 12)

Für die Items „Wirst du mit anderen verglichen?" und „Werden dir andere als Vorbild hingestellt?" wurden unzureichend korrigierte Trennschärfen festgestellt. Verwunderlich ist die negative Korrelation zwischen den beiden Items, da sie inhaltlich ähnlich zu sein scheinen. Bezüglich des erstgenannten Items sollte ein Ausschluss aus der Skala in Erwägung gezogen werden, da dieses Item mit den beiden übrigen nur gering korrelierte. Es ist zu vermuten, dass das Item „Wirst du mit andern verglichen?" nicht wie die anderen Items das Ausmaß der Wahrnehmung der individuellen Einzigartigkeit misst. Im Übrigen zeigte sich ein deutlicher Anstieg von Cronbachs Alpha nach Ausschluss dieses Items. Da der Ausschluss des Items „Werden dir andere als Vorbild hingestellt?" eine geringere Reliabilitätszunahme bewirkte und es höhere Zusammenhänge mit den übrigen Items aufwies, die bei einer größeren Stichprobe möglicherweise signifikant werden könnten, scheint es eher der Skala „Individuelle Einzigartigkeit" zuzuordnen zu sein als das zuvor genannte Item.

6.2.7 Skala „Holes in Roles" (Skala 14)

Im Gegensatz zu den übrigen Skalen weisen die Itemmittelwerte der Skala „Holes in Roles" auf zu hohe Itemschwierigkeiten hin. Auch hinsichtlich der Trennschärfen lassen sich deutliche Schwächen der Skala feststellen. Lediglich für drei Items ergaben sich korrigierte Trennschärfen mit zufriedenstellenden bis guten Werten. Dies gilt jedoch nicht für die Trennschärfen der übrigen sechs Items.

Der Ausschluss der Items „Fragst du jemanden um Hilfe, wenn du nicht weiterweißt?" und „Fühlst du dich (körperlich) schwer?" sollte erwogen werden. Durch die negativen Korrelationen dieser Items mit den übrigen Items der Skala erscheint es fraglich, ob die beiden Items den Umfang der Rollenübernahme im Familiensystem messen können. Zudem ließ sich nur ohne die genannten Items eine befriedigende Reliabilität mit Cronbachs Alpha messen. Das erstere der beiden Items zielt auf die mit der Rollenübernahme einhergehenden Gefühle von Omnipotenz ab (Pesso et al., 1994). Dieses Item wurde in die Erstellung der Ergebnisse umgepolt aufgenommen, da abhängig von der Theorie davon auszugehen ist, dass ein Kind, das sich durch die Übernahme einer Rolle im Familiensystem omnipotent fühlt, glaubt, wenig Hilfe von andern zu benötigen. Vielleicht kann bereits eine Verbesserung der Ergebnisse der Itemanalyse erzielt werden, wenn das Item umformuliert wird in „Wie häufig hast du das Gefühl, dass du alles allein schaffen kannst und niemanden um Hilfe fragen musst?".

Das Item „Fühlst du dich (körperlich) schwer?" zielt auf die negative Konsequenz der Rollenübernahme ab, dass ein Kind zu viel nicht kindgerechte Verantwortung übernimmt (Fischer-Bartelmann & Roth-Blitz, 2004) und damit im symbolischen Sinne mit einer schweren Last beladen zu sein scheint. Die Ergebnisse des ersten Einsatzes dieses Fragebogens im Rahmen der vorliegenden Untersuchung lassen darauf schließen, dass das Item unverständlich ist und aus diesem Grund ausgeschlossen werden sollte.

6.3 Grundbedürfnisse

Feeling-Seen im Erstgespräch bewirkt eine gesteigerte Befriedigung der Bedürfnisse nach Nahrung und Schutz. Es ist anzunehmen, dass die Eltern, nachdem sie in dem Erstgespräch die inneren Konflikte und Bedürfnisse des Kindes kennen gelernt haben, mehr Verständnis für sein Verhalten entwickeln (Bachg, 2008a). In der Folge äußern sie ihrem Kind gegenüber mehr Lob und Annerkennung oder verhalten sich grundsätzlich wertschätzender ihm gegenüber (Pesso et al., 1994). Auf diese Weise „nähren" (Hervorhebung durch Verf.) sie das Selbstwertgefühl ihres Kindes. Ebenso vorstellbar wäre, dass sich die Kinder in den Gesprächen mit Feeling-Seen verstanden fühlen (Bachg, 2008a) und dieses Erleben zusammen mit der aufmerksamen, empathischen und verständnisvollen Haltung des Therapeuten (Pesso & Moser, 1999, Rogers, 1981) ihren Selbstwert stärkt.

Ein bis zwei Wochen nach dem Gespräch mit Feeling-Seen nehmen die Kinder eine stärkere Befriedigung des Bedürfnisses nach Schutz wahr. Möglicherweise bewirkt das Gespräch, dass die Eltern die Probleme ihres Kindes und die vom Kind empfundenen Ungerechtigkeiten besser verstehen und kennen lernen. In der Konsequenz setzen sie sich stärker für den Schutz der Rechte ihres Sprösslings ein oder leisten Hilfe bei den Ungerechtigkeiten. Auf diese Weise vermitteln sie ihrem Kind mehr Schutz (Pesso et al., 1994). Eine weitere Schlussfolgerung wäre, dass das Kind nach dem Gespräch mit Feeling-Seen selbstständig für seine Rechte eintreten und diese schützen kann. Da es sich in dem Gespräch mit Feeling-Seen mit seinen Wünschen verstanden und diese als gerechtfertigt erlebt (Fischer-Bartelmann & Roth-Blitz, 2004), fühlt sich das Kind in seinem Selbstwert gestärkt.

Bei der Befriedigung der Bedürfnisse nach Platz, Unterstützung und Grenzen kam es bei den Kindern zu keiner wahrgenommenen Verbesserung. Die für die entsprechenden Skalen berechneten Effektgrößen weisen darauf hin, dass die Unterschiede zwischen den beiden Messzeitpunkten von geringer praktischer Relevanz sind. Es erscheint fraglich, ob die Itemzusammensetzungen der Skalen „Platz", „Unterstützung" und „Grenzen" zur Erhebung dieser Bedürfnisse geeignet sind.

6.4 *Individuelle Einzigartigkeit*

Den Befunden nach zu urteilen bewirkt Feeling-Seen in der ersten Gesprächseinheit nicht, dass das Kind seine individuelle Einzigartigkeit stärker wahrnimmt. Es wäre zu vermuten gewesen, dass ein Kind, das sich in dem Gespräch mit Feeling-Seen mit seinen individuellen Bedürfnissen „gesehen fühlt" (Bachg, 2008, S. 1), sich seiner Einzigartigkeit verstärkt bewusst wird. Die berechnete Effektstärke verdeutlicht, dass der Unterschied zwischen der ersten und der zweiten Messung hinsichtlich der wahrgenommenen Einzigartigkeit wenig bedeutsam ist.

6.5 *Holes in Roles*

Die Ergebnisse der vorliegenden Untersuchung weisen darauf hin, dass es bedingt durch das Erstgespräch in Feeling-Seen zu keinem bedeutsamen Effekt bei der Übernahme von Rollen im Familiensystem kommt. Es wäre eigentlich anzunehmen, dass die Aufdeckung einer solchen Rollenübernahme in der Feeling-Seen-Sitzung dazu führt, dass das Kind die seinem Alter ungemäße Verantwortung (Bachg, 2007) abgeben kann und die Eltern wieder vermehrt parentale Verantwortung übernehmen (Bachg, 2008a). Auch hier weist die kleine Effektstärke auf Schwächen des *Fragebogens zur Erfassung der zentralen Aspekte von Feeling-Seen* hin. Zudem ist es möglich, dass es mehrerer Sitzungen mit Feeling-Seen bedarf, bis das Kind die Verantwortung, die es für ein Familienmitglied übernommen hat, tatsächlich abgeben kann und bis letztendlich signifikante Veränderungen auffindbar sind. Eine letzte Schlussfolgerung hinsichtlich des unbedeutsamen Unterschieds zwischen der ersten und der zweiten Messung ist, dass keines der 16 Kinder der Untersuchungsgruppe eine altersuntypische Verantwortung im Familiensystem im Sinne des PBSP-Konstrukts der Holes in Roles übernommen hat.

6.6 *Gesundheitsbezogene Lebensqualität*

Das Erstgespräch mit Feeling-Seen bewirkt eine Verbesserung im psychischen Wohlbefinden des Kindes. Die Ursache hierfür kann darin liegen, dass sich das Kind in dem Gespräch verstanden fühlt (Bachg, 2008a). Möglich ist auch eine indirekte Verursachung durch das Gespräch mit Feeling-Seen. Dieses kann eine verstärkte Wahrnehmung der Bedürfnisbefriedigung zur Folge haben, die sich wiederum in Gefühlen von Glück, Zufriedenheit und Freude (Pesso & Moser, 1999) als Indikatoren von psychischem Wohlbefinden niederschlägt. Es ist jedoch denkbar, dass sich auch nach Gesprächen mit anderen Therapieformen eine Verbesserung des psychischen Wohlbefindens einstellt.

Das Erstgespräch mit Feeling-Seen bewirkt zudem eine Verbesserung der Aspekte der gesundheitsbezogenen Lebensqualität, die Freundschaften betreffen. Nach dem Gespräch hat sich das Kind besser mit seinen Freunden verstanden und häufiger mit ihnen gespielt. Möglicherweise beeinflusst die Steigerung des psychischen Wohlbefindens die psychosozialen Aspekte der gesundheitsbezogenen Lebensqualität dahingehend, dass das Kind im Umgang mit seinen Freunden selbstsicherer ist und mehr Spaß daran hat, sich mit ihnen zu verabreden.

In der vorliegenden Studie wurde der Kindl-R eingesetzt, um die Daten mit einem bereits positiv auf Validität und Reliabilität überprüften Instrument auf signifikante Veränderungen, bedingt durch ein Gespräch in Feeling-Seen, zu untersuchen. Die Veränderungssensitivität, die der Kindl-R unter anderem bei den Dimensionen körperliches Wohlbefinden, Selbstwert und Gesamtwert aufweist (Ravens-Sieberer & Bullinger, 2000), ließen diesen Fragebogen als ein geeignetes Instrument erscheinen.

Die Untersuchung konnte keine bedeutsamen Unterschiede bei diesen Dimensionen feststellen. Es ist möglich, dass es durch das Gespräch mit Feeling-Seen nicht zu einem bedeutsamen Effekt auf das körperliche Wohlbefinden, den Selbstwert oder den Gesamtwert der gesundheitsbezogenen Lebensqualität kommt. Eine weitere Schlussfolgerung ist, dass der Kindl-R sich nicht dazu eignet, um Veränderungen bei kleinen Stichproben zu zeigen. Diese These ließe sich dadurch stützen, dass die Veränderungssensitivität anhand einer deutlich größeren Stichprobe von N = 1050 chronisch erkrankten Kindern durchgeführt wurde. Zudem erfolgte die zweite Erhebung nach einem sehr viel größeren Zeitabstand, nach einer sechswöchigen Rehabilitationsmaßnahme (Ravens-Sieberer et al., 2000b; zit. nach Ravens-Sieberer & Bullinger, 2000, S. 9).

6.7 Von den Kindern empfundene Belastung

Feeling-Seen nach der ersten Gesprächseinheit bewirkt bei den Kindern nicht, dass sie sich persönlich weniger belastet empfinden oder eine geringere Belastung für das familiäre Zusammenleben durch die Probleme, derentwegen sie mit ihren Eltern die psychologische Beratung aufgesucht haben, wahrnehmen. Die kleine Effektgröße weist darauf hin, dass mit Hilfe des entsprechenden Items zu T1 und T2 ein Unterschied von geringer praktischer Relevanz erfasst wird.

Als weitere Möglichkeit wäre jedoch auch denkbar, dass es nach einem Erhebungsintervall von ein bis zwei Wochen zu keiner signifikanten Verringerung im Hinblick auf die Belastung, ob persönlich oder familiär, kommt. Es wäre interessant zu erfahren, ob sich nach einem längeren Zeitabstand – möglicherweise auch im Rahmen einer Längsschnittuntersuchung – signifikante Veränderungen der empfundenen Belastung ergeben.

6.8 Von den Eltern empfundene Belastung

Die Eltern empfinden nach der ersten Gesprächseinheit in Feeling-Seen keine geringere persönliche Belastung oder geringere Belastung für das familiäre Zusammenleben. Auch bei den die Belastung der Eltern betreffenden Items weisen die geringen Effektgrößen auf einen starken Überarbeitungsbedarf hin.

Es ist vorstellbar, dass sich die Belastung der Eltern nicht innerhalb des ein- bis zweiwöchigen Erhebungszeitraums bedeutsam verringert. Selbst wenn die Eltern ihr Kind mit seinen Gedanken, Gefühlen und Handlungen durch das Gespräch mit Feeling-Seen besser verstehen können (Bachg, 2008a), ist es dennoch möglich, dass sie die Probleme, die für sie der Anmeldegrund in dem Beratungszentrum waren, weiterhin als belastend empfinden.

6.9 Bedürfnisse und individuelle Einzigartigkeit

Mit der vorliegenden Untersuchung konnte festgestellt werden, dass das Erleben der eigenen Einzigartigkeit zum ersten Befragungszeitpunkt mit dem Bedürfnis nach Platz zum zweiten Erhebungszeitpunkt zusammenhängt. Feeling-Seen zielt darauf ab, dass sich das Kind vom Therapeuten sowie von den Eltern „gesehen" (Hervorhebung durch Verf.) und verstanden fühlt (Bachg, 2008a). In der Konsequenz spürt das Kind, einen Platz auf der Welt und im Leben seiner Eltern zu haben. Womöglich löst das Gespräch mit Feeling-Seen diese Empfindungen aus, obgleich es sich bereits vor dem Gespräch seiner Einzigartigkeit bewusst ist. Dieser Befund unterstützt nur teilweise die Annahme Bachgs (2008a), dass ein Kind spürt, einen Platz zu haben, wenn es sich von seinen Eltern mit seinen eigenen Bedürfnissen und seiner individuellen Persönlichkeit wahrgenommen und akzeptiert fühlt. Im Hinblick auf Bachgs (2008a) Annahme wären über den erwähnten Befund hinaus Zusammenhänge zwischen der individuellen Einzigartigkeit und dem Bedürfnis nach Platz jeweils zum ersten und zum zweiten Erhebungszeitpunkt wahrscheinlich gewesen. Diese konnten mit der vorliegenden Untersuchung nicht nachgewiesen werden. Möglicherweise liegt der Grund hierfür in dem geringen Umfang der Untersuchungsgruppe.

Den Befunden nach zu urteilen, steht zu beiden Erhebungszeitpunkten die individuelle Einzigartigkeit in einem engen Verhältnis zu der wahrgenommenen Befriedigung des Bedürfnisses nach Nahrung. Gemäß der Theorie von PBSP (Pesso et al., 1994) bedarf ein Kind auf symbolische Weise der Nahrung, die seinen Selbstwert bestätigt und es in seinem Dasein bestärkt. Durch Lob oder Anerkennung wird das Selbstwertgefühl des Kindes gesteigert. Es ist vorstellbar, dass sich das Bewusstsein, aufgrund der individuellen Einzigartigkeit einen einzigartigen Beitrag zur Welt leisten zu können (Pesso, 2003/2008), erst entwickelt, wenn der Wert des eigenen Selbst erkannt wird. Das symbolische Nähren des Kindes verhilft zu dieser Erkenntnis.

Des Weiteren konnte die Untersuchung einen Zusammenhang zwischen dem Bedürfnis nach Unterstützung und der individuellen Einzigartigkeit aufzeigen. Je besser sich ein Kind von seinen Eltern unterstützt fühlte, umso stärker war die Wahrnehmung seiner individuellen Einzigartigkeit nach dem Erstgespräch mit Feeling-Seen. Dieser Befund geht konform mit der Theorie von Pesso et al. (1994), nach der ein Kind Halt und Unterstützung von seinen Eltern wahrnimmt, wenn diese Hilfestellungen bei der Erreichung von Zielen geben. Bieten die Eltern ihrem Kind darüber hinaus eine behütete Ausgangsbasis, können sie es in seinem Explorationsverhalten unterstützen (Pesso et al., 1994; Ainsworth & Wittig, 1969/2003). In der Folge kann sich das Kind weiterentwickeln sowie besondere Fähigkeiten entdecken, die seine Individualität fördern.

Eine noch wesentlichere Bedeutung für die Entwicklung der individuellen Einzigartigkeit kommt dem Ausmaß der Befriedigung des Bedürfnisses nach Schutz zu. Dieser Befund stützt die Annahme von Pesso und Moser (1999), dass ein Kind „die festen und dauerhaften Qualitäten des eigenen Selbst" (S.100), sprich seine Fähigkeiten und Begabungen entdeckt, wenn es zuvor dauerhaft den Schutz durch seine Eltern erfahren hat und von ihnen die Möglichkeit bekommen hat, seine Selbstständigkeit zu erproben. Konträr dazu fühlt sich ein Kind, das in seiner psychischen oder physischen Integrität verletzt wird, ängstlich, hilflos und verletzlich (Pesso et al., 1994). Es ist kaum denkbar, dass ein Kind, das ein Defizit an Schutz erlebt, sich mit der Entdeckung eigener Begabungen und Entfaltung seiner Einzigartigkeit beschäftigt. Es wird eher seinen eigenen Wert in Frage stellen (Pesso & Moser, 1999) und bezweifeln, dass sein Beitrag zur Welt außergewöhnlich ist.

Den Befunden nach zu urteilen kann ein Kind seine Individualität zudem stärker ausbilden, je angemessener es von seinen Eltern begrenzt wird. Im Sinne von PBSP erfährt ein Kind Grenzen unter anderem dann, wenn seine grundlegenden Bedürfnisse von den Eltern befriedigt werden und somit nicht „unendliche Gelüste" (Pesso et al., 1994, S. 79) aufkommen. In Anbetracht dessen, dass die Erfüllung der fünf Grundbedürfnisse die erste Entwicklungsaufgabe darstellt, die Entfaltung der Einzigartigkeit dagegen als letzte Aufgabe gilt (Pesso, 1999/2008), wird ein Zusammenhang zwischen der individuellen Einzigartigkeit und dem Bedürfnis nach Grenzen deutlich. Darüber hinaus wird die Bedeutung des genanten Bedürfnisses für die Einzigartigkeit sichtbar, wenn eine defizitäre Bedürfnisbefriedigung vorliegt. Ein Mangel an liebevoller Grenzsetzung kann dazu führen, dass eine Person „Menschen seiner Umgebung gedankenlos missbraucht" (Pesso & Moser, 1999). Die Person leistet auf diese Weise einen eigennützigen und destruktiven, aber keinen wertvollen Beitrag zur Welt (Pesso et al., 1994). Dies steht im Widerspruch dazu, dass die individuellen Fähigkeiten neben dem Überleben des Individuums auch das Überleben der eigenen Spezies sichern soll (Pesso, 1999/2008).

Die Ergebnisse verdeutlichen, wie wesentlich die Befriedigung der fünf Grundbedürfnisse für die Entwicklung der individuellen Einzigartigkeit ist. Offenbar hängt das Ausmaß der wahrgenommenen Einzigartigkeit mit der Befriedigung der einzelnen Bedürfnisse zusammen. Demnach ist davon auszugehen, dass zu unterschiedlichen Erhebungszeitpunkten positive Zusammenhänge für die zu dem jeweiligen Zeitpunkt erhobene Individualitätsentwicklung und das gleichzeitig erhobene Bedürfnis aufzufinden sind. In der vorliegenden Untersuchung konnten diese Zusammenhänge nicht in jedem Fall festgestellt werden. Bezogen auf das Bedürfnis nach Platz zeigte sich ein Zusammenhang zwischen diesem und der Einzigartigkeit lediglich über die Erhebungszeitpunkte hinweg. In einer replikativen Untersuchung mit einer größeren Stichprobe sollten die Zusammenhänge zwischen den Grundbedürfnissen und der individuellen Einzigartigkeit deswegen erneut überprüft werden.

6.10 Holes in Roles und Bedürfnisse

Die Übernahme von Rollen im Familiensystem geht mit einer verringerten Wahrnehmung der Befriedigung des Bedürfnisses nach Platz einher. Je stärker ein Kind Verantwortung für andere Familienmitglieder übernimmt, umso weniger fühlt es sich in seiner Existenz auf der Welt bestätigt (Pesso, 1999/2008) und mit seinen eigenen Bedürfnissen „gesehen" (Hervorhebung durch Verf.). Dieses Ergebnis bestätigt die Annahme von PBSP und Feeling-Seen. Ein Kind, das frühzeitig Sorge für andere und deren Bedürfnisse übernimmt, kann die Fähigkeit, die

Befriedigung seiner Bedürfnisse selbstständig zu übernehmen (Fischer-Bartelmann & Roth-Blitz, 2004), nicht adäquat ausbilden. Auch die Fähigkeit, die Bedürfnisbefriedigung durch andere anzunehmen (Pesso & Thole-Bachg, 2007), sinkt mit der Übernahme einer Rolle im Familiensystem. Folglich wird es sich mit seinen eigenen Bedürfnissen nicht verstanden fühlen und die Befriedigung des Bedürfnisses nach Platz in geringem Maß oder gar nicht wahrnehmen.

Offen bleibt hierbei jedoch die Frage, ob das Kind selber seiner eigenen Bedürfnisse gewahr wird oder ob es deren Auftreten aufgrund der zu frühen Sorge für ein anderes Familienmitglied unterbindet.

Sollte der negative Zusammenhang zwischen der Rollenübernahme und dem Bedürfnis nach Platz auf oben beschriebene Weise erklärbar sein, so ließe dies vermuten, dass sich der Zusammenhang zudem verstärkt nach der Aufdeckung der Rollenübernahme, sprich zum zweiten Erhebungszeitpunkt finden lässt. Fischer-Bartelmann & Roth-Blitz (2004) beschreiben, dass sich das Kind wieder der Befriedigung eigener Bedürfnisse widmen kann, sobald es die mit der Rollenübernahme einhergehende Verantwortung abgegeben hat. Darüber hinaus ermöglicht Feeling-Seen, dass sich das Kind auch von dem Therapeuten sowie den eigenen Eltern mit seinen Bedürfnissen „gesehen fühlt" (Bachg, 2008a; Hervorhebung durch Verf.), wodurch das Bedürfnis nach Platz befriedigt wird. Entgegen dieser Annahme konnte der negative Zusammenhang zwischen der Rollenübernahme und der zum zweiten Erhebungszeitpunkt wahrgenommenen Befriedigung des Bedürfnisses nach Platz nicht gefunden werden.

Den Ergebnissen der vorliegenden Untersuchung nach hat die Rollenübernahme eine wesentlich geringere Bedeutung für die defizitäre Befriedigung der übrigen Bedürfnisse, als es in der Theorie zu PBSP und Feeling-Seen angenommen wird (Pesso, 2003; Fischer-Bartelmann & Roth-Blitz, 2004; Bachg, 2008a). Es wurden keine weiteren Zusammenhänge zwischen den Bedürfnissen und der Rollenübernahme festgestellt. Angelehnt an die oben angebrachten Ausführungen wären auch für diese Bedürfnisse negative Zusammenhänge mit der Rollenübernahme zu erwarten.

6.11 Holes in Roles und individuelle Einzigartigkeit

Entgegen der in den Fragestellungen geäußerten Vermutung über einen negativen Zusammenhang zwischen der Übernahme von Rollen im Familiensystem und der individuellen Einzigartigkeit wurde anhand der Befunde festgestellt, dass zum zweiten Erhebungszeitpunkt die Rollenübernahme tendenziell mit einer Erhöhung der wahrgenommenen Einzigartigkeit einhergeht. Auf den ersten Blick scheint dieses Ergebnis mit der Theorie von PBSP und Feeling-Seen im Konflikt zu stehen. Diese nehmen an, dass es mit der Rollenübernahme zu Schwierigkeiten kommt, sich der Befriedigung der eigenen Entwicklungsbedürfnisse anzunehmen (Pesso & Thole-Bachg, 2007). Erfolgt die Bedürfnisbefriedigung nicht, wie Pesso und Moser postulieren (1999), konkret, symbolisch und schließlich selbstständig, ist die Entwicklung von

Selbstständigkeit und Autonomie beeinträchtigt (Fischer-Bartelmann & Roth-Blitz, 2004). Da die Selbstständigkeit den Selbstwert stärkt (Bachg, 2008a), der wiederum Voraussetzung für das Bewusstsein ist, aufgrund der Einzigartigkeit einen individuellen Beitrag zur Welt und dem Überleben der Spezies beitragen zu können (Pesso, 1999/2008), wäre zu vermuten, dass mit der Rollenübernahme eine geringere Wahrnehmung der eigenen Einzigartigkeit einhergeht.

Der beschriebene Befund erscheint allerdings nicht überraschend, wenn bedacht wird, dass der Gewinn des Kindes, das im Familiensystem eine Rolle übernimmt, in Gefühlen von Einzigartigkeit, Unentbehrlichkeit sowie dem Eindruck von Omnipotenz besteht (Fischer-Bartelmann & Roth-Blitz, 2004; Pesso & Thole-Bachg, 2007). In dem Kind entwickelt sich das Gefühl, als Einziger die Rolle im Familiensystem und die damit verbundene Verantwortung übernehmen zu können. Das subjektive Erleben der eigenen Einzigartigkeit resultiert jedoch daraus, dass das Kind zum Wohl einer einzelnen anderen Person handelt. Zwar haben diese Gefühle von Einzigartigkeit auch einen altruistischen Charakter, es wird dennoch deutlich, dass sie sich von der individuellen Einzigartigkeit, die Pesso als letzte Entwicklungsstufe beschreibt (1999/ 2008), deutlich unterscheiden. Mit der Übernahme einer Rolle im Familiensystem wird im Sinne von PBSP kein Beitrag zum Überleben der Spezies geleistet (Pesso, 1999/2008). Aus diesem Grund sollte der *Fragebogen zur Erfassung der zentralen Aspekte von Feeling-Seen* in der Hinsicht überarbeitet werden, dass er die von Pesso als Entwicklungsstufe beschriebene Einzigartigkeit erfassen kann und nicht die mit der Rollenübernahme einhergehenden Einzigartigkeitsempfindungen, auf die der beschriebene Befund vermutlich zurückzuführen ist.

Zudem wäre es aufschlussreich zu erfahren, ob der Zusammenhang zwischen der wahrgenommenen Einzigartigkeit und der Rollenübernahme, der zum zweiten Messzeitpunkt in der Tendenz und zum ersten Zeitpunkt nicht festgestellt werden konnte, in einer Studie mit einer größeren Stichprobe ein signifikantes Ausmaß zu beiden Zeitpunkten erreichen könnte.

6.12 Perspektivenwechsel

Im Rahmen der vorliegenden Studie konnte nicht festgestellt werden, dass Eltern nach einer Gesprächseinheit mit Feeling-Seen ein besseres Verständnis für ihr Kind mit seinen Gefühlen, Gedanken und Handlungen entwickeln. Die sehr kleine Effektstärke weist darauf hin, dass dem Unterschied zwischen dem ersten und zweiten Erhebungszeitpunkt nur eine geringe praktische Relevanz zukommt (Bortz & Döring, 2006). Zudem scheint der Stichprobenumfang einen erheblichen Zuwachs verzeichnen zu müssen, um mit dem Item in vorliegender Form eine signifikante Veränderung erfassen zu können.

Ungeachtet der geringen Effektgröße soll die theoretische Bedeutung dieses Befundes erörtert werden. Bachg (2008a) geht in seiner Theorie davon aus, dass den Eltern in den Sitzungen in Feeling-Seen ermöglich wird, ihr Kind mit „seinem eigenen inneren Erleben" (S. 6) und seinen Bedürfnissen zu verstehen. Demnach sollten Eltern ihr Kind nach dem Gespräch besser verstehen als zuvor. Dies konnten die vorliegenden Ergebnisse nicht bestätigen. Offenbar bewirkt Feeling-Seen bei den Eltern kein besseres Verständnis für ihr Kind nach einem Familien- und einem Elterngespräch.

Eine weitere Schlussfolgerung wäre, dass die Eltern durch Feeling-Seen zu keinem besseren, jedoch neuen Verständnis für ihr Kind gelangen, was eine kognitive Dissonanz erzeugt (Festinger et al., 1957/1978). Dieses neu gewonnene Verständnis stimmt nicht mit den Überzeugungen überein, welche die Eltern von ihrem Kind aufgrund des ihrer Ansicht nach problematischen Verhaltens ihres Kindes und aufgrund eigener Erklärungen für dieses Verhalten entwickelt haben (Bachg, persönliche Mitteilung, 8. November 2007). Infolgedessen korrigieren die Eltern ihre Einstellung gegenüber ihrem Kind und dessen Verhalten. Demnach wäre ein fehlender Zusammenhang zwischen dem elterlichen Verständnis für ihr Kind zum ersten Erhebungszeitpunkt und dem neuen Verständnis zum zweiten Zeitpunkt nicht verwunderlich.

Die vermehrt aufzufindenden hohen Werte in den Items zum Perspektivenwechsel weisen auf die Richtigkeit der zweiten Schlussfolgerung hin. Aufgrund der Beantwortung dieser Items ist zu vermuten, dass die Eltern durch die zwei Gespräche in Feeling-Seen eine neue Sichtweise bzw. ein neues Bild von ihrem Kind und den Problemen bekommen haben und nicht ein verbessertes Verständnis. Es sollten jedoch Wege gefunden werden, um den Perspektivenwechsel exakter zu operationalisieren. Hierzu sollte die Sichtweise der Eltern zu beiden Messzeitpunkten erhoben werden, um im Zuge einer Veränderungsmessung signifikante Unterschiede ausmachen zu können.

6.13 Zufriedenheit der Eltern mit den Gesprächen

Anhand der Befunde wird eine positive Beurteilung der Gesprächseinheit mit Feeling-Seen deutlich. Den meisten Aussagen stimmten die Eltern ziemlich zu. Die Eltern erlebten nach dem Familien- und Elterngespräch mehr Hoffnung und empfanden eine Verbesserung im Umgang mit der Familie und den Kindern. Auffallend ist jedoch, dass etwa zwei Drittel der Eltern angeben, wenig oder mittelmäßig die Erkenntnisse aus den Gesprächen in Alltagssituationen umsetzen zu können. Vermutlich bedarf es mehr als nur zwei Sitzungen, damit sich die Eltern ihr neues Verständnis für ihr Kind und dessen Verhalten im Alltag zunutze machen können.

Die meisten Eltern führen aus, dass es durch die Therapiestunden zu keiner oder maximal einer mittelmäßigen Reduktion ihrer Beschwerden kam. Das Item „Durch die Therapiestunde haben sich meine Beschwerden verringert" wurde fast originalgetreu dem Fragebogen zur Beurteilung der Pesso-Psychotherapie (Wächter, 2009) entnommen, nur dass es sich in Wächters Untersuchung um die Beurteilung einer PBSP-Gruppentherapie handelte. Das Item scheint für die Befragung der Eltern in Feeling-Seen ungeeignet zu sein, da sich diese Therapieform mit den „Problemlagen von Kindern und Jugendlichen" (Bachg, 2008a) befasst und weniger mit den Beschwerden der Eltern.

In Anlehnung an die Untersuchung von Wächter (2009) wurde zudem die Zufriedenheit der Eltern mit der Feeling-Seen-Psychotherapie erhoben. Parallel zu Wächters Ergebnissen kann mit dieser Studie ein hohes Maß an Zufriedenheit mit der Therapieform festgestellt werden. Erfreulich ist, dass alle Eltern ziemlich oder sehr dahingehend zustimmen, die Therapie weiterempfehlen zu können, und dass sich der Therapeut in der Beratungsstunde um ihr Kind kümmerte. Die hohen Prozentanteile der Ergebnisse müssen jedoch zugleich kritisch betrachtet werden, da es sich hierbei auch um Verzerrungen durch Aspekte der sozialen Erwünschtheit oder andere Effekte handeln kann (Amelang & Schmidt-Atzert, 2006).

6.14 Kritik

Einige Aspekte der im Rahmen dieser Graduierungsarbeit durchgeführten Untersuchung müssen kritisch betrachtet werden. Im Hinblick auf den *Fragebogen zur Erfassung der zentralen Aspekte von Feeling-Seen* ist anzumerken, dass der Fragebogen nicht statistisch normiert wurde und somit keine Vergleichsdaten einer Normstichprobe vorliegen. Zudem weisen die Itemanalyse und die Berechnung der Effektstärken auf einen enormen Überarbeitungsbedarf der einzelnen Skalen hin. Die Unterschiede zwischen den beiden Erhebungszeitpunkten scheinen nur bei wenigen Skalen von praktischer Relevanz zu sein. Darüber hinaus scheinen einige Itemformulierungen einen stark suggestiven Charakter zu haben und sollten entsprechend korrigiert werden. Ungeklärt bleibt auch, ob sich die mangelnde Bereitschaft der Kinder, die familiären oder persönlichen Probleme in Beratungsgesprächen im Psychologischen Beratungszentrum Georgsmarienhütte anzugehen, in der Beantwortung der Items niederschlägt. Möglicherweise resultiert dies wiederum aus einer Verzerrung der Daten (Amelang & Schmidt-Atzert, 2006). Es ist auch denkbar, dass es zu einer solchen Verfälschung kommt, da sich die Kinder, bedingt durch familiäre Normen (Lenz, 2001), bei der Bearbeitung des Fragebogens nicht wahrheitsgemäß äußern wollen oder dass sie hierbei im Sinne der sozialen Erwünschtheit reagieren (Amelang & Schmidt-Atzert, 2006). Als Konsequenz sollten in einer zukünftigen Untersuchung Kontrollfragen zur Überprüfung von verfälschten Angaben eingeführt werden. Mit der modifizierten Version des *Fragebogen zur Erfassung der zentralen Aspekte von Feeling-Seen* sollte dann – an einer größeren Stichprobe – die Wirksamkeit von Feeling-Seen im Erstgespräch erneut evaluiert werden.

Seitens der PBSP-Theorie muss eingewendet werden, dass jede über die Gespräche mit dem Therapeuten hinausgehende Intervention einen Einfluss auf die Klienten und die Gespräche hat (Pesso, 1999/2008). Bereits durch das Ausfüllen des Fragebogens werden bei den Kindern und ihren Eltern Bilder vor ihrem „geistigen Auge" (Pesso & Moser, 1999, S. 243) hervorgerufen, die wiederum das Gespräch und die Interaktion mit dem Therapeuten beeinflussen können. Das Gleiche gilt für die Tatsache, dass der Kontakt zwischen dem Therapeuten und den Klienten nach der Begrüßung und Erläuterung der Rahmenbedingungen für die Fragebogenbearbeitung abgebrochen wird, was normalerweise bei den Gesprächen mit Feeling-Seen oder PBSP nicht geschieht. Dieser Effekt scheint jedoch kaum vermeidbar zu sein, da bei jeder Untersuchung die Intervention, die über die ursprünglichen Bedingungen einer Therapie hinausgeht, einen Einfluss haben wird.

Ein großes Defizit der vorliegenden Studie stellt der geringe Stichprobenumfang (N = 16, also 16 Eltern-Kind-Paare) dar, weshalb die Ergebnisse nicht als repräsentativ angesehen werden können. Das Kriterium der Verfügbarkeit und die übrigen Einschlusskriterien, wie beispielsweise die Begrenzung des Alters der Kinder auf acht bis zwölf Jahre, erschwerten die Rekrutierung der Probanden erheblich. Auf diese Schwierigkeiten sind auch die ungleichmäßigen Geschlechter- und Altersverteilungen der untersuchten Kinder zurückzuführen. Es wäre interessant zu erfahren, ob sich bezüglich der gefundenen Effekte Geschlechtsunterschiede bestimmen lassen und ob die Effekte auf bestimmte Altersstufen begrenzt sind.

Diese Studie zeigt nicht, dass sich Therapien auf eine Gesprächseinheit begrenzen lassen. Obgleich sich bereits nach einem Familien- und einem Elterngespräch Effekte finden lassen, beansprucht weder Feeling-Seen noch PBSP, eine gegenüber anderen Therapiemethoden wunderähnliche Leistung vollbringen zu können. Auch die PBSP-Therapie ist ein langwieriger Prozess. Sie kann laut Pesso und Moser (1999) in Form einer Langzeittherapie durchgeführt werden oder ist bezüglich der Strukturarbeit eine sinnvolle Ergänzung zu anderen Therapieformen. Folgerichtig kann sie nicht auf ein oder zwei Sitzungen beschränkt werden.

In diesem Zusammenhang wäre es aufschlussreich zu erfahren, wie stark die Effekte nach dem zweiten oder jedem weiteren Familiengespräch ausfallen bzw. ob sich weitere Effekte ergeben. Allerdings ist hierzu anzumerken, dass die stärksten Effekte in der PBSP-Therapie, und damit auch in Gesprächen mit Feeling-Seen, in den ersten Gesprächen zu beobachten sind, weitere Veränderungen nach den ersten Gesprächen zwar weiterhin eintreten, aber nicht mehr von so großer Bedeutung sind wie die anfänglichen Veränderungen (Moser, 1999). Wissenswert wäre es aber dennoch, welche unterschiedlichen Ausmaße die Veränderungen nach den jeweiligen Gesprächsterminen annehmen. Dabei sollte auch der Dauer der Effekte nachgegangen werden. Langzeitstudien könnten die Nachhaltigkeit der Effekte nach längeren Intervallen wie einem Monat, sechs Monaten oder einem Jahr untersuchen.

Rückblickend wäre es interessant, die zentralen Aspekte von Feeling-Seen – zusätzlich zu der Selbsteinschätzung der Kinder – über eine Fremdeinschätzung von den Eltern zu erheben. Für den *Fragebogen zur Erfassung der zentralen Aspekte von Feeling Seen* sollte dazu eine entsprechende Form zur Fremdbeurteilung entwickelt werden. Es könnte untersucht werden, inwieweit Eltern und Kinder gleichermaßen eine stärkere Bedürfnisbefriedigung durch das Gespräch mit Feeling-Seen bei den Kindern wahrnehmen. Möglicherweise gibt dieses Vorgehen Aufschluss darüber, ob Gespräche mit Feeling-Seen dazu führen, dass die Eltern die Bedürfnisse ihrer Kinder stärker befriedigen, dass die Kinder ihre Bedürfnisse vermehrt selbstständig erfüllen oder dass die Kinder nur die Bedürfnisbefriedigung verändert wahrnehmen.

Ein weiterer Kritikpunkt betrifft die fehlende Kontrollgruppe. Interessant wäre es herauszufinden, ob die gefundenen Effekte spezifisch für die Beratung in Feeling-Seen sind der auch bei anderen Therapiemethoden auftreten. In der vorliegenden Studie sollte jedoch zunächst die spezifische Wirkung von Feeling-Seen in Form eines Vorhernachher-Vergleichs evaluiert werden.

Aufschlussreich wäre es auch zu erfahren, wie die Effekte ausfallen, wenn ein oder mehrere andere Feeling-Seen-Therapeuten die Gespräche führen. Da Feeling-Seen jedoch erst seit 2007 offiziell als Weiterentwicklung von PBSP anerkannt ist, existieren bisher neben Dipl.-Psych. M. Bachg keine anderen Therapeuten in diesem Bereich und auch keine Ausbildungsgänge für diese Therapierichtung.

7 Zusammenfassung und Ausblick

In der vorliegenden Graduierungsarbeit wurde die Wirksamkeit von Feeling-Seen (Bachg, 2005) im Erstgespräch evaluiert. Im Zentrum standen hierbei die Veränderungen hinsichtlich der wahrgenommenen Befriedigung der fünf Grundbedürfnisse, der empfundenen individuellen Einzigartigkeit und der Übernahme von Rollen im Familiensystem bei acht- bis zwölfjährigen Kindern sowie die Zusammenhänge zwischen diesen zentralen Aspekten von Feeling-Seen. Zudem wurden Unterschiede in der empfundenen Belastung durch familiäre Probleme vor und nach einer Gesprächseinheit bei den Kindern und ihren Eltern untersucht. Darüber hinaus wurde überprüft, inwieweit die Eltern durch das Familien- und das anschließende Elterngespräch eine veränderte Sicht auf ihr Kind mit dessen Gefühlen und Verhalten bekommen und wie zufrieden sie mit den Gesprächen waren.

Die Studie war von einer explorativen Vorgehensweise bestimmt, da bisher noch keine Befunde zur Wirksamkeit von Feeling-Seen existieren. Zwar wurde PBSP bereits einige Male in empirischen Untersuchungen evaluiert, jedoch nicht die Therapie von Kindern und Jugendlichen im Sinne von Feeling-Seen. Die Annahmen und Ergebnisse vorheriger Forschungsarbeiten basieren primär auf gruppentherapeutischen Studien mit Erwachsenen.

Zur Erfassung der Veränderungen und Zusammenhänge in dieser Untersuchung wurde ein *Fragebogen zur Erfassung der zentralen Aspekte von Feeling-Seen* entworfen. Bei der Überprüfung der Gütekriterien der Likert-skalierten Items mittels einer Itemanalyse wurden erhebliche Mängel festgestellt. Bedingt durch die Schwierigkeiten bei der Datenerhebung, die aus einem geringen Stichprobenumfang resultierten, und bedingt durch die Defizite des Fragebogens ist die Aussagekraft der Ergebnisse begrenzt, und Interpretationen sind nur eingeschränkt möglich.

Univariate Mittelwertvergleiche und Korrelationen dienten dazu, die Veränderungen und Zusammenhänge zu bestimmen.

Es wurde deutlich, dass Kinder nach einem Gespräch mit Feeling-Seen eine verstärkte Befriedigung der Bedürfnisse nach Nahrung und Schutz wahrnehmen. Bezogen auf die Bedürfnisse nach Platz, Unterstützung und Grenzen fanden sich keine Veränderungen. Darüber hinaus konnte nicht gezeigt werden, dass die Kindern sich ihrer Individualität nach dem Gespräch stärker bewusst waren oder weniger Verantwortung für andere Familienmitglieder – im Sinne des PBSP-Konstrukts Holes in Roles – übernahmen.

Feeling-Seen im Erstgespräch wirkt sich darüber hinaus auf einige Aspekte der gesundheitsbezogenen Lebensqualität aus. Es führt zu einem gesteigerten psychischen Wohlbefinden und einer Verbesserung der gesundheitsbezogenen Aspekte, die sich auf Freundschaften beziehen. Im Hinblick auf das körperliche Wohlbefinden, den Selbstwert, die Familie und Schule zeigen sich keine Unterschiede.

Zusätzlich konnten in dieser Arbeit Zusammenhänge zwischen der Wahrnehmung der individuellen Einzigartigkeit und der Befriedigung der Grundbedürfnisse ermittelt werden. Es zeigte sich, dass Kinder, die sich als einzigartig erleben, eine stärkere Befriedigung aller fünf Grundbedürfnisse empfinden. Ein Zusammenhang konnte auch zwischen dem Erleben der eigenen Einzigartigkeit und der Rollenübernahme im Familiensystem ausgemacht werden. Ein Kind, das in der Familie die Rolle eines anderen Familienmitglieds und die damit einhergehende Verantwortung übernimmt, fühlt sich einzigartig und unentbehrlich. Dieses Erleben resultiert jedoch daraus, dass das Kind zum Wohle eines Einzelnen handelt, und unterscheidet sich damit deutlich von der von Pesso (1999/2008) beschriebenen individuellen Einzigartigkeit. Diese befähigt eine Person, aufgrund individueller Fähigkeiten einen Beitrag zum Überleben der Spezies zu leisten.

Die Befriedigung des Bedürfnisses nach Platz wird jedoch weniger stark erlebt, wenn das Kind in der Familie die Rolle einer anderen Familienfigur einnimmt. In dem Fall fühlt es sich weniger in seiner Existenz bestätigt und mit seinen eigenen Bedürfnissen unbemerkt. Die Rollenübernahme steht in keinem Zusammenhang mit den übrigen Grundbedürfnissen.

Weder die Kinder noch ihre Eltern empfinden nach der Gesprächseinheit mit Feeling-Seen eine geringere Belastung durch die familiären Probleme, derentwegen sie das Psychologische Beratungszentrum Georgsmarienhütte aufsuchten. Dies gilt sowohl für die persönliche Belastung als auch für die individuell empfundene Belastung für das familiäre Zusammenleben.

Den Ergebnissen nach zu urteilen führt die Gesprächseinheit mit Feeling-Seen bei den Eltern nicht dazu, dass sie ihr Kind mit seinem Verhalten und seinen Gefühlen besser verstehen. Obgleich sie rein deskriptiver Art sind, weisen die Befunde zum Perspektivenwechsel tendenziell darauf hin, dass die Eltern durch die Gespräche eine neue Sichtweise bzw. ein neues Bild von ihrem Kind und den Problemen bekommen.

Auf deskriptiver Ebene konnte die Untersuchung zeigen, dass die Eltern äußerst zufrieden mit den Gesprächen in Feeling-Seen und dessen spezifischer Vorgehensweise waren. Alle teilnehmenden Eltern konnten spüren, wie sehr sich der Therapeut in der Beratungsstunde um ihr Kind kümmerte.

Die Befunde der vorliegenden Studie geben erste Eindrücke von der Wirkungsweise von Feeling-Seen, die als körperorientierte Psychotherapie darauf abzielt, Kindern und Jugendlichen zu ermöglichen, sich besonders von ihren Eltern „gesehen" (Hervorhebung durch Verf.) und verstanden zu fühlen.

In Anbetracht dessen, dass das Risiko, im Erwachsenenalter psychisch oder psychosomatisch zu erkranken, erhöht ist, wenn es in der Kindheit zu vermehrter psychosozialer Belastung kommt, müssen geeignete Präventionsmaßnahmen entwickelt werden (Egle et al., 2002). Durch Feeling-Seen könnte eine Möglichkeit zur Prävention gegeben sein. Den Eltern wird dabei die Bedürftigkeit ihres Kindes bewusst, und sie erhalten Kenntnis von den Ursachen seines Verhaltens, das von ihnen als problematisch angesehen wird. Ihr Eindruck verschwindet, ihr Kind sei eine „Maschine[n], die man nur ordentlich schmieren muss, damit sie funktionier[en]t" (Hüther & Prekop, 2006, S. 9). Die Eltern erfahren, welchen eigenen Beitrag sie zur Zufriedenheit ihres Kindes leisten können. So können sie positiv auf die „Kindheitsbelastungsfaktoren" (Egle et al., 2002, S. 124) einwirken und die Gefahr dämmen, dass ihr Kind später psychisch erkrankt. Unter Berücksichtigung der angeführten Kritikpunkte sollten die mit dieser Untersuchung gewonnenen Erkenntnisse als Anregung und Motivation für weitere Forschungsarbeiten dienen, um die genaue Wirksamkeit von Feeling-Seen weiter zu evaluieren.

8 Literaturverzeichnis

Ainsworth, M.D.S. & Wittig, B. (1969). Bindungs- und Explorationsverhalten einjähriger Kinder in einer Fremden Situation. In K.E. Grossmann & K. Grossmann (Hrsg.) (2003). Bindung und menschliche Entwicklung – John Bowlby, Mary Ainsworth und die Grundlagen der Bindungstheorie (S. 112-145). Stuttgart: Klett-Cotta.

Amelang, M. & Schmidt-Atzert, L. (2006). Psychologische Diagnostik und Intervention (4. Aufl.). Heidelberg: Springer.

Atkinson, R.C. & Shiffrin, R.M. (1968). Human Memory: a proposed system and its control processes. In K.W. Spence & J.T. Spence (Eds.), The Psychology of Learning and Motivation: Advances in Research and Theory (pp. 89-195) (2nd ed.) New York: Academic Press.

Bachg, M. (2004). Microtracking in der Pesso Boyden System Psychomotor (PBSP). Brückenglied zwischen verbaler und körperorientierter Psychotherapie. Psychotherapie, 9 (2), 283-293.

Bachg, M. (2005). Feeling-Seen: Ein neuer Ansatz in der Kinder- und Jugendlichenpsychotherapie. Workshop auf dem 5. Internationalen PBSP Kongress, Minneapolis, USA.

Bachg, M. (2006). Die Kreation körperbasierter synthetischer Erinnerungen in „Pesso Boyden System Psychomotor" (PBSP). Psychotherapie im Dialog, 2, 164-168.

Bachg, M. (2007). Feeling-Seen – eine körperorientierte Psychotherapie mit Kindern, Jugendlichen und deren Eltern auf Grundlage von Pesso Boyden System Psychomotor (PBSP). Vortrag, Bad Iburg.

Bachg, M. (2008a). Feeling-Seen. Broschüre des PBSP Instituts, Hasbergen.

Bachg, M. (2008b). Was braucht ein Kind, um mit einem sicheren Erleben in die Welt hineinwachsen zu können? Die Bedeutung grundlegender Bedürfnisse und ihrer Befriedigung. In Referat für Ehe-, Familien, Lebens- und Erziehungsberatung im Bistum Osnabrück (Hrsg.). Psychologische Beratung im Bistum Osnabrück 2007 (S. 24-26). Jahresbericht des Bistums Osnabrück, Osnabrück.

Baddeley, A.D. (1986). Working memory. Oxford: Oxford University Press.

Bandler, R., Grinder, J. & Stahl, T. (1987). Neue Wege der Kurzzeit-Therapie - Neurolinguistische Programme (6. Aufl.). Paderborn: Junfermann (Original erschienen 1979: Frogs into Princes).

Beck, A.T., Rush, A.J., Shaw, B.F., Emery, G., Bronder, G., Hautzinger, M. & Stein, B. (1981). Kognitive Therapie der Depression. München, Wien, Baltimore: Urban & Schwarzenberg (Original erschienen 1979: Cognitive Therapy of Depression).

Bortz, J. & Döring, N. (2006). Forschungsmethoden und Evaluation: für Human- und Sozialwissenschaftler (4. Aufl.). Heidelberg: Springer.

Bullinger, M., Mackensen, S. & Kirchberger, I. (1994). KINDL – ein Fragebogen zur gesundheitsbezogenen Lebensqualität von Kindern. Zeitschrift für Gesundheitspsychologie, 2, 64-67.

Darstellung des Ablaufs einer Pesso-Struktur (2007). [Online]. Available: http//de.wikipedia.org/wiki/Bild:PBSP_Struktur.png

Egle, U.T., Hardt, J., Franz, M. & Hoffmann, S.O. (2002). Psychosoziale Belastungen in der Kindheit und Gesundheit im Erwachsenenalter. Psychotherapeut, 47 (2), 124-127.

Erickson, M.H., Rossi, E.L. & Stein, B. (1981). Hypnotherapie – Aufbau – Beispiele – Forschungen. München: Pfeiffer (Original erschienen 1979: Hypnotherapy. An Exploratory Casebook).

Festinger, L., Irle, M. & Möntmann, V. (1978). Theorie der kognitiven Dissonanz. Bern: Huber (Original erschienen 1957: A theory of cognitive dissonance).

Fischer-Bartelmann, B. (2005). Einführung in die Pesso-Therapie. In S.K.D Sulz, L. Schrencker & C. Schricker (Hrsg.), Die Psychotherapie entdeckt den Körper – oder: Keine Psychotherapie ohne Körperarbeit? (S. 277-301). München: CIP-Medien.

Fischer-Bartelmann, B. & Roth-Bilz, A. (2004). Holes in Roles - Löcher im Rollengefüge der Familie. Pesso Bulletin, 11, 3-11.

Foulds, M.L. & Hannigan, P.S. (1974). Effects of Psychomotor Group Therapy on ratings of self an others. Psychotherapy: Theory, Research and Practise, 11 (4), 351-353.

Foulds, M.L. & Hannigan, P.S. (1976). Effects of Psychomotor Group Therapy on locus of control and social desirability. Journal of Humanistic Psychology, 16 (2), 81-88.

Freud, S. (1894 f.f./1960f.f.). Gesammelte Werke. Frankfurt am Main: Fischer.

Freud, S. (1953). Abriß der Psychoanalyse. Frankfurt am Main: Fischer.

Freud, S. (1975). Erinnern, Wiederholen und Durcharbeiten (weitere Ratschläge zur Technik der Psychoanalyse II). In A. Mitscherlich, A. Richards, J. Strachey, & I. Grubrich-Simitis (Hrsg.), Schriften zur Behandlungstechnik/ Sigmund Freud – Ergänzungsband (S. 205-215). Frankfurt am Main: S. Fischer (Original erschienen 1914).

Giger-Bütler, J. (2003). „Sie haben es doch gut gemeint". Weinheim, Basel: Beltz.

Haid-Loh, A. (2006). Tiefenpsychologisch orientierte Familienberatung – zur Methodik des Erstgesprächs einer Erziehungsberatung. Psychotherapie, 11 (1), 64-73.

Howe, L.P. (1991). Origins and History of Pesso System/ Psychomotor Therapy. In A. Pesso & J. Crandel (Eds.), Moving Psychotherapy: Theory and application of Pesso Boyden System Psychomotor (pp. 3-31). Cambridge, MA: Brookline Books.

Hüther, G. & Prekop, J. (2006). Auf Schatzsuche bei unseren Kindern. München: Kösel.

Kaufman, G.B., Jr. (1991). Childhood Loss and Postural Insecurity. In A. Pesso & J. Crandel (Eds.), Moving Psychotherapy: Theory and application of Pesso Boyden System Psychomotor (pp. 3-31). Cambridge, MA: Brookline Books.

Kibnet - Medicomp GmbH (2008). Statistik des jungen Menschen – Altersverteilung. Psychologisches Beratungszentrum für Eltern, Kinder, Jugendliche, Ehe, Paar und Leben, Georgsmarienhütte [On-Line]. Available: http://www.kibnet.de/2.00/PRG/STL/berichtexp.php

Kniep U.W.H. (2005). Pesso Boyden System Psychomotor (PBSP) in der Einzeltherapie. In S.K. D. Sulz, L. Schrencker & C. Schricker (Hrsg.), Die Psychotherapie entdeckt den Körper – oder: Keine Psychotherapie ohne Körperarbeit? (S. 421-446). München: CIP-Medien.

Kriz, J. (1994). Grundkonzepte der Psychotherapie (4. Aufl.) Weinheim: Beltz – Psychologie Verlags Union.

Kriz, J. (2004). Personenzentrierte Systemtheorie – Grundfragen und Kernaspekte. In A. von Schlippe & W.C. Kriz (Hrsg.), Personenzentrierung und Systemtheorie – Perspektiven für psychotherapeutisches Handeln (S. 13-67). Göttingen: Vandenhoeck & Ruprecht.

Kriz, J. (2007). Grundlagen der Gesprächspsychotherapie. In J. Kriz & T. Sluneko (Hrsg.), Gesprächspsychotherapie – Die therapeutische Vielfalt des personenzentrierten Ansatzes (S. 15-33). Wien: Facultas.wuv Universitätsverlag.

Kroh, O. (1930). Die Psychologie des Grundschulkindes in ihrer Beziehung zur kindlichen Gesamtentwicklung. Langensalza: Beyer & Mann.

Kubie, L.S. (1956). Psychoanalyse ohne Geheimnis. Reinbek: Rowohlt.

Lenz, A. (2001). Partizipation der Kinder in Therapie und Beratung. Entwicklungen, Befunde und Handlungsperspektiven. Weinheim: Juventa.

Minuchin, S. & Stopfel, U. (1992). Familie und Familientherapie: Theorie und Praxis struktureller Familientherapie (9. Aufl.). Freiburg i. Br.: Lambertus (Original erschienen 1977: Families and Family Therapy).

Moreno, J. L. (1973). Gruppenpsychotherapie und Psychodrama: Einleitung in Theorie und Praxis (3. Aufl.). Stuttgart: Thieme.

Moser, T. (1999). Die Anschaulichkeit des Unbewußten – Eine Einführung in die Arbeit von Diane und Albert Pesso. In A. Pesso & T. Moser (Hrsg.), Dramaturgie der Unbewussten. Einführung in die psychomotorische Therapie (S. 7-34) (2. Aufl.). Stuttgart: Klett-Cotta (Original erschienen 1973: Experience in Action).

Napier, A.Y. (1991). Foreword. In A. Pesso & J. Crandel (Eds.), Moving Psychotherapy: Theory and application of Pesso Boyden System Psychomotor (S. ix-x). Cambridge, MA: Brookline Books.

Oerter, R. & Montada, L. (2002). Entwicklungspsychologie (5. Aufl.). Weinheim: Beltz.

Perls, F.S. (1974). Gestalt-Therapie in Aktion. Stuttgart: Klett.

Perls, F.S. & Ullrich, U. (1981). Gestalt-Wahrnehmung – Verworfenes und Wiedergefundenes aus meiner Mülltonne. Frankfurt am Main: Verlag für Humanistische Psychologie (Original erschienen 1969: In and Out the Garbage Pail).

Perquin, L. (2004). Das psychotherapeutische Wirkungsmodell der Veränderung in PBSP. Vortrag im Rahmen der PBSP-Ausbildung, Osnabrück.

Perquin, L. (2008). Kriterien für PBSP-Therapeuten. In: A. Pesso, L. Perquin, B. Fischer-Bartelmann & S. Sulz (Hrsg.), Die Bühnen des Bewusstseins. Oder: Werden, wer wir wirklich sind (S. 337-338). München: CIP-Medien.

Perquin, L. & Fischer-Bartelmann, B. (2008). Einführung in die Pesso-Psychotherapie – Ausbildungskonzept. In A. Pesso, L. Perquin, B. Fischer-Bartelmann & S. Sulz (Hrsg.), Die Bühnen des Bewusstseins. Oder: Werden, wer wir wirklich sind (S. 339-345). München: CIP-Medien.

Perquin, L. & Rehwinkel, P. (2008). Pesso-Psychotherapie – Eine körperorientierte psychotherapeutische Methode. In A. Pesso, L. Perquin, B. Fischer-Bartelmann & S. Sulz (Hrsg.), Die Bühnen des Bewusstseins. Oder: Werden, wer wir wirklich sind (S. 43-60). München: CIP-Medien.

Pesso, A. (1969). Movement in Psychotherapy: Psychomotor techniques and training. New York: New York University Press.

Pesso, A. (1988). Movement in Psychotherapy: Psychomotor techniques and training (2nd ed.). New York: New York University Press.

Pesso, A. (2003). Article for Holes in Roles Workshops [Online]. Available: http://www.pbsp.com/Training/holes_in_roles1.htm

Pesso, A. (2005). Die Bühnen des Bewusstseins. In S.K.D. Sulz, L. Schrencker & C. Schricker (Hrsg.), Die Psychotherapie entdeckt den Körper – oder: Keine Psychotherapie ohne Körperarbeit? (S. 309-314). München: CIP-Medien.

Pesso, A. (2008). Werden wer wir wirklich sind. In A. Pesso, L. Perquin, B. Fischer-Bartelmann & S. Sulz (Hrsg.), Die Bühnen des Bewusstseins. Oder: Werden, wer wir wirklich sind (S. 43-60). München: CIP-Medien (Original erschienen 1999: To become who we really are).

Pesso, A. (2008). Die Saat der Hoffnung kultivieren. In A. Pesso, L. Perquin, B. Fischer-Bartelmann & S. Sulz (Hrsg.), Die Bühnen des Bewusstseins. Oder: Werden, wer wir wirklich sind (S. 93-114). München: CIP-Medien (Original erschienen 2003: Cultivating the seeds of hope).

Pesso, A., Boyden-Pesso, D. & Fischer-Bartelmann, B. (1994). Einführung in Pesso Boyden System Psychomotor. Manuskript, Franklin, New Hampshire: PS Press Strolling Woods on Webster Lake (Original: Slide Introduction to Pesso Boyden System Psychomotor).

Pesso, A. & Crandel, J. (1991). Moving Psychotherapy: Theory and application of Pesso Boyden System Psychomotor. Cambridge, MA: Brookline Books.

Pesso, A. & Moser, T. (1999). Dramaturgie der Unbewussten. Einführung in die psychomotorische Therapie (2. Aufl.). Stuttgart: Klett-Cotta (Original: Experience in Action).

Pesso, A. & Thole-Bachg, M. (2007). Die körperlichen Wurzeln der Gerechtigkeit – Bearbeitung eines Vortrags von Albert Pesso in Osnabrück am 6.11.2006. Psychotherapie, 12 (2), 197-202.

Petzold, H. (1979). Psychotherapie und Körperdynamik: Verfahren psychisch-physischer Bewegungs- und Körpertherapie (3. Aufl.). Paderborn: Junfermann.

Piaget, J. & Seiler, B. (1975). Das Erwachen der Intelligenz beim Kinde. Stuttgart: Klett (Original erschienen 1959: La naissance de l'intelligence chez l'enfant).

Qvortrup, J. (1993). Nine Theses about „Childhood as a Social Phenomenon". In European Centre for Social Welfare Policy and Research (Ed.), Childhood as a Social Phenomenon: Lessons from an International Project - International Conference Billund, Denmark 24-26 September 1992 (S. 11-18). Budapest, Ungarn: Trade & Services Ltd.

Ravens-Sieberer, U. & Bullinger, M. (1998a). Assessing the health related quality of life in chronically ill children with the German KINDL: first psychometric and content-analytical results. Quality of Life Research, 7 (5), 399–407.

Ravens-Sieberer, U. & Bullinger, M. (1998b). News from the KINDL-Questionnaire – A new version for adolescents. The 5th Annual Conference of the International Society for Quality of Life Research (ISOQOL). Quality of Life Research, 7 (7), 653.

Ravens-Sieberer, U. & Bullinger, M. (2000). Kindl-R – Fragebogen zur Erfassung der gesundheitsbezogenen Lebensqualität bei Kindern und Jugendlichen – Revidierte Form – Manual. [Online]. Available: http://www.kindl.org/daten/pdf/ManGerman.pdf

Ravens-Sieberer, U., Redegeld, M. & Bullinger, M. (2000). Lebensqualität chronisch kranker Kinder im Verlauf der stationären Rehabilitation. In J. Neuser & J.T. de Bruin (Hrsg.), Übergänge: Verbindung und Veränderung im Fokus der Medizinischen Psychologie (S. 89). Lengerich: Pabst Science Publishers.

Rogers, C.R. (1981). Der neue Mensch. Stuttgart: Klett-Cotta.

Rotter, J.B. (1966). Generalized expectancies for internal versus external control of reinforcement. Psychological Monographs, 33 (1), 300-303.

Rotter, J.B. (1971). Generalized expectancies for interpersonal trust. American Psychologist, 26, 443-452.

Rubin, D. (1986). Autobiographical memory. Cambridge: University Press.

Satir, V., Baldwin, M., Hölscher, I. (1988). Familientherapie in Aktion: die Konzepte von Virginia Satir in Theorie und Praxis (3. Aufl.). Paderborn: Junfermann (Original: Step by Step).

von Schlippe, A. & Schweitzer, J. (2003). Lehrbuch der systemischen Therapie und Beratung (9. Aufl.). Göttingen: Vandenhoeck & Ruprecht.

Schrenker, L. & Fischer-Bartelmann, B. (2003). Pesso Boyden System Psychomotor (PBSP). Pesso-Therapie – ein in Deutschland neues ganzheitliches Verfahren einer körperorientierten Form der Gruppentherapie. Psychotherapie, 8 (2), 306-314.

Starck, W. (1985). Kindes- und Jugendpsychologie (5. Aufl.). Hamburg: Büchner.

Statistisches Bundesamt Deutschland (2007). Familien 2006 nach Ländern und Familienform [Online]. Available: http://www.destatis.de/jetspeed/portal/cms/Sites/destatis/Internet/DE/Presse/pm/2007/11/PD07__481__122.psml

Stevens, J.P. (2002). Applied multivariate statistics for the social sciences (4th ed.). Mahwah, New Jersey: Erlbaum.

Wächter, S. (2009). Pesso-Psychotherapie (PBSP) – Eine Evaluationsstudie zur Wirksamkeit. München: CIP-Medien.

Wermke, M., Kunkel-Razum, K. & Scholze-Stubenrecht, W. (2001). Duden – Das Fremdwörterbuch (7. Aufl.). Mannheim, Leipzig, Wien, Zürich: Dudenverlag.

Wiltschko, J. (2007). Experiencing-Theorie und Focusing-Therapie – Konzepte und Methoden im Umgang mit strukturgebundenem Erleben. In J. Kriz & T. Sluneko (Hrsg.). Gesprächspsychotherapie – Die therapeutische Vielfalt des personenzentrierten Ansatzes (S. 95-122). Wien: Facultas.wuv Universitätsverlag.

Zilbach, J.J. (1991). Introduction. In A. Pesso & J. Crandel (Eds.), Moving Psychotherapy: Theory and application of Pesso Boyden System Psychomotor (S. xi-xiii). Cambridge, MA: Brookline Books.

9 Stichwortverzeichnis

I

K

M

N

O

P

R

S

10 Abbildungsverzeichnis

11 Tabellenverzeichnis

12 Anhang

12.1 Einleitungen zu den Erhebungen

12.1.1 Einleitung zur ersten Fragebogenerhebung

Bei uns ist es üblich, dass wir vor dem Gespräch unsere Klienten einen Fragebogen zu ihrer Lebenssituation und ihrer Problemsicht ausfüllen lassen.

Wir möchten dann für jeden Klienten mit dem gleichen Zeitabstand und den gleichen Fragen überprüfen, welche Ergebnisse oder Effekte nach dem Gespräch erkennbar sind, und diese möglichst genau erfassen.
Diesen kann in der Beratung dann auch direkt nachgegangen werden.

Wir wollen damit die Arbeit optimieren für unsere Kinder und Jugendlichen – und natürlich auch für Sie persönlich!

(*an das Kind gerichtet*) Deswegen möchte Frau Höhne nun gerne mit dir nach nebenan gehen und mit dir ein paar Fragen durchgehen.
(*an die Eltern gerichtet*) In der Zwischenzeit möchten wir Sie bitten, auch einen Fragebogen auszufüllen.
Das Ganze dauert höchstens zwanzig Minuten. Danach kommen wir hier wieder zusammen und beginnen mit unserem Gespräch.

12.1.2 Einleitung zur zweiten Fragebogenerhebung am Ende des Erstgesprächs

Wie bereits eingangs erwähnt, möchten wir für jedes Kind mit dem gleichen Zeitabstand und den gleichen Fragen überprüfen, welche Ergebnisse oder Effekte nach dem Gespräch erkennbar sind, und diese möglichst genau erfassen.

(*an das Kind gerichtet*) Deswegen möchten wir dich bitten, bei unserem nächsten Gesprächstermin, an dem ich mit deinen Eltern allein sprechen werde, noch einmal hierherzukommen. Während ich mit deinen Eltern spreche, kannst du dann mit der Unterstützung von Frau Höhne die gleichen Fragen, die du schon vor unserem heutigen Gespräch beantwortet hast, noch einmal bearbeiten.

(*an die Eltern gerichtet*) Für Sie haben wir auch wieder ein paar Fragen, die Sie dann im Anschluss an unser Gespräch beantworten können.

So möchten wir unsere Arbeit optimieren und die Grundlage schaffen, um mit Ihnen gemeinsam noch besser nach Hilfestellungen und Lösungen suchen zu können.

12.1.3 Einleitung zu den Fragebögen für die Kinder

Bevor wir darüber reden, warum du und deine Eltern zu uns gekommen sind, möchten wir dich gerne ein bisschen näher kennen lernen. Uns würde vor allem interessieren, was du zu wichtigen Dingen denkst und fühlst, die dich, deine Familie usw. betreffen.

Bei den folgenden Fragen wird es nicht nur darum gehen, was und wie du über bestimmte Dinge denkst, sondern eben auch darum, welches Gefühl du spürst und warum.
Es gibt dabei keine richtigen oder falschen Antworten, wie zum Beispiel in der Schule. Da es um dich geht, wird niemand, also auch nicht deine Eltern, etwas davon erfahren, was du hier erzählt hast – wenn du das nicht willst.
Wir werden ungefähr eine halbe Stunde brauchen.
Wir werden die jeweils für dich passende Antwort ankreuzen oder eintragen.

Du kannst entscheiden, ob du die Fragen allein bearbeiten möchtest oder ob wir sie zusammen durchgehen.

12.2 Fragebögen

12.2.1 Fragebogen Kinder

Bitte sage mir zunächst etwas zu dir. Kreuze an oder trage ein!

Ich bin ein ☐ Mädchen ☐ Junge
Ich bin ________ Jahre alt
Wie viele Geschwister hast du? ☐ 0 ☐ 1 ☐ 2 ☐ 3 ☐ 4 ☐ 5 ☐ über 5
Wer wohnt bei dir zu Hause?

____

____

Welche Schule besuchst du? ______________________________

1. Wie stark ist für dich die Belastung durch die Probleme, derentwegen du mit deinen Eltern die Beratungsstelle aufgesucht hast? (0= überhaupt nicht, 10= sehr stark)

( )--------( )--------( )--------( )--------( )--------( )--------( )--------( )--------( )--------( )--------( )
0 1 2 3 4 5 6 7 8 9 10

2. Wie stark belasten diese Probleme euer familiäres Zusammenleben?

( )--------( )--------( )--------( )--------( )--------( )--------( )--------( )--------( )--------( )--------( )
0 1 2 3 4 5 6 7 8 9 10

3. Wie wichtig ist es dir, dass sich an der momentanen Situation etwas ändert?

( )--------( )--------( )--------( )--------( )--------( )--------( )--------( )--------( )--------( )--------( )
0 1 2 3 4 5 6 7 8 9 10

1. Zuerst möchte ich etwas über deinen Körper wissen ...

In der letzten Woche...	nie	selten	manchmal	oft	immer
1. ... habe ich mich krank gefühlt	☐	☐	☐	☐	☐
2. ... hatte ich Kopfschmerzen oder Bauchschmerzen	☐	☐	☐	☐	☐
3. ... war ich müde und schlapp	☐	☐	☐	☐	☐
4. ... hatte ich viel Kraft und Ausdauer	☐	☐	☐	☐	☐

2. ... dann etwas darüber, wie du dich fühlst ...

In der letzten Woche...	nie	selten	manchmal	oft	immer
1. ... habe ich viel gelacht und Spaß gehabt	☐	☐	☐	☐	☐
2. ... war mir langweilig	☐	☐	☐	☐	☐
3. ... habe ich mich allein gefühlt	☐	☐	☐	☐	☐
4. ... habe ich Angst gehabt	☐	☐	☐	☐	☐

3. ... und was du selbst von dir hältst ...

In der letzten Woche...	nie	selten	manchmal	oft	immer
1. ... war ich stolz auf mich	☐	☐	☐	☐	☐
2. ... fand ich mich gut	☐	☐	☐	☐	☐
3. ... mochte ich mich selbst leiden	☐	☐	☐	☐	☐
4. ... hatte ich viele gute Ideen	☐	☐	☐	☐	☐

4. In den nächsten Fragen geht es um deine Familie

In der letzten Woche…	nie	selten	manchmal	oft	immer
1. … habe ich mich gut mit meinen Eltern verstanden	☐	☐	☐	☐	☐
2. … habe ich mich zu Hause wohlgefühlt	☐	☐	☐	☐	☐
3. … hatten wir schlimmen Streit zu Hause	☐	☐	☐	☐	☐
4. … haben mir meine Eltern Sachen verboten	☐	☐	☐	☐	☐

5. … und danach um Freunde.

In der letzten Woche…	nie	selten	manchmal	oft	immer
1. … habe ich mit Freunden gespielt	☐	☐	☐	☐	☐
2. … mochten mich die anderen Kinder	☐	☐	☐	☐	☐
3. … habe ich mich mit meinen Freunden gut verstanden	☐	☐	☐	☐	☐
4. … hatte ich das Gefühl, dass ich anders bin als die anderen	☐	☐	☐	☐	☐

6. Nun möchten wir noch etwas über die Schule wissen.

In der letzten Woche, in der ich in der Schule war	nie	selten	manchmal	oft	immer
1. … habe ich die Schulaufgaben gut geschafft	☐	☐	☐	☐	☐
2. … hat mir der Unterricht Spaß gemacht	☐	☐	☐	☐	☐
3. … habe ich mit Sorgen um meine Zukunft gemacht	☐	☐	☐	☐	☐
4. … habe ich Angst vor schlechten Noten gehabt	☐	☐	☐	☐	☐

7. Viele Kinder wünschen sich ein Haustier.

1. Hast du ein Haustier? ☐ ja ☐ nein

Wenn ja:
1.b) Was für eins ist es und wie heißt es? Art: ______________ Name: ______________
1.c) Wie wichtig ist dir dein Haustier?
☐ gar nicht wichtig ☐ etwas wichtig ☐ ziemlich wichtig ☐ sehr wichtig
1.d) Vertraust du deinem Haustier wichtige Gefühle oder Gedanken von dir an?
☐ nie ☐ selten ☐ manchmal ☐ oft ☐ immer

Wenn nein:
1.b) Wünschst du dir ein Haustier? ☐ gar nicht ☐ etwas ☐ ziemlich ☐ sehr
1.c) Wenn ja, warum wünschst du dir eins? ______________________________
1.d) Was für eins wünschst du dir? ______________________________

8. Genauso wichtig, wie genug zu essen, ist es, dass Kinder für ihr Können gelobt werden.

1. Wie oft in der Woche wird bei euch gekocht? ______________________________

	nie	selten	manchmal	oft	immer
2. Darfst du essen, so viel du willst?	☐	☐	☐	☐	☐
3. Wie oft schmeckt dir das Essen?	☐	☐	☐	☐	☐
4. Bekräftigen deine Eltern dich darin, deine eigenen Ideen, Pläne und Ziele zu verfolgen?	☐	☐	☐	☐	☐
5. Wirst du von deiner Mama gelobt, wenn dir etwas gelingt?	☐	☐	☐	☐	☐
6. Wirst du von deinem Papa gelobt, wenn dir etwas gelingt?	☐	☐	☐	☐	☐
7. Wünschst du dir, mehr gelobt zu werden?	☐	☐	☐	☐	☐
8. Fühlst du dich in manchen Momenten vernachlässigt?	☐	☐	☐	☐	☐

9. Von wem wünschst du dir mehr Lob? ______________________________

9. Vielen Kindern ist ihr Zuhause wichtig.

	nie	selten	manchmal	oft	immer
1. Fühlst du dich zu Hause wohl?	☐	☐	☐	☐	☐
2. Fühlst du dich zu Hause verstanden?	☐	☐	☐	☐	☐
3. Fühlst du dich überflüssig?	☐	☐	☐	☐	☐
4. Fühlst du dich abgelehnt?	☐	☐	☐	☐	☐
5. Hast du Sehnsucht, irgendwohin zu gehören?	☐	☐	☐	☐	☐
6. Stellst du dir vor, dass es auf einem anderen Planeten oder in einem anderen Land für dich leichter wäre?	☐	☐	☐	☐	☐
7. Kannst du sagen, wenn dich etwas stört?	☐	☐	☐	☐	☐

10. Kinder wünschen sich Eltern, die ihnen beistehen.

	nie	selten	manchmal	oft	immer
1. Wirst du getröstet, wenn du traurig bist?	☐	☐	☐	☐	☐
2. Wird dir zugehört, wenn du Probleme hast?	☐	☐	☐	☐	☐
3. Übt jemand mit dir für Arbeiten oder Diktate?	☐	☐	☐	☐	☐
4. Bekommst du die Hilfe, die du brauchst (z. B. bei den Hausaufgaben)?	☐	☐	☐	☐	☐
5. Fühlst du dich mit deinen Problemen allein-gelassen?	☐	☐	☐	☐	☐
6. Hast du das Gefühl, dass deine Mama zu dir hält?	☐	☐	☐	☐	☐
7. Hast du das Gefühl, dass dein Papa zu dir hält?	☐	☐	☐	☐	☐

8. Wer hilft dir dabei, alle Schulsachen zusammenzuhaben? ____________________
9. Wenn du dir nicht sicher bist, ob du dir etwas zutraust, wer kann dir dann am besten helfen?

____

11. Für Kinder ist es wichtig, dass sie in einer sicheren Umgebung aufwachsen.

1. Bei wem fühlst du dich am sichersten? ____________________
2. Wenn du vor etwas Angst hast, wer kann dir dann am besten helfen, diese Angst zu besiegen?

____

	nie	selten	manchmal	oft	immer
3. Wünschst du dir, dass du häufiger in den Arm genommen wirst?	☐	☐	☐	☐	☐
4. Wenn ein Lehrer dir gegenüber ungerecht war, springen deine Eltern dann ein?	☐	☐	☐	☐	☐
5. Kannst du dich gegen andere zur Wehr setzen?	☐	☐	☐	☐	☐
6. Wie häufig wirst du ausgeschimpft, so dass du richtig Angst bekommst?	☐	☐	☐	☐	☐
7. Wie häufig wirst du ausgelacht?	☐	☐	☐	☐	☐
8. Wie häufig bekommst du so heftigen Streit zwischen deinen Eltern mit, dass du richtig Angst bekommst?	☐	☐	☐	☐	☐

12. Jedes Kind ist einzigartig und hat ganz besondere Fähigkeiten.

	nie	selten	manchmal	oft	immer
1. Fühlst du dich angenommen, so wie du wirklich bist?	☐	☐	☐	☐	☐
2. Kannst du ausprobieren, in welchen Bereichen du besondere Fähigkeiten oder ein Talent besitzt?	☐	☐	☐	☐	☐
3. Wirst du mit anderen verglichen?	☐	☐	☐	☐	☐
4. Werden dir andere als Vorbild hingestellt?	☐	☐	☐	☐	☐

5. Glaubst du, dass es auf der Welt noch jemanden gibt, der genauso ist wie du?
   ☐ ja ☐ nein

13. Für Kinder ist es wichtig zu wissen, dass sie auch mal wütend sein dürfen.

	nie	selten	manchmal	oft	immer
1. Traust du dich, deinen Ärger zu zeigen?	☐	☐	☐	☐	☐
2. Wie häufig kommt es vor, dass du die Kontrolle über dich verlierst, so dass du andere beschimpfst oder anschreist?	☐	☐	☐	☐	☐
3. Wie häufig kommt es vor, dass du die Kontrolle über dich verlierst, so dass du andere schlägst?	☐	☐	☐	☐	☐
4. Kannst du deiner Mama zeigen, wie stark du bist?	☐	☐	☐	☐	☐
5. Kannst du deinem Papa zeigen, wie stark du bist?	☐	☐	☐	☐	☐
6. Wie häufig wirst du wütend?	☐	☐	☐	☐	☐
7. Darfst du deine Wut in angemessenem Rahmen zeigen, ohne dafür Ärger zu bekommen?	☐	☐	☐	☐	☐
8. Helfen dir deine Eltern gut dabei, mit deiner Wut umzugehen? (z. B. indem sie bei dir bleiben, dir Erklärungen geben und Verständnis zeigen)	☐	☐	☐	☐	☐

9. Was würde passieren, wenn du mal so richtig wütend werden würdest?

____

10. Fühlst du dich irgendwem unterlegen? ☐ ja ☐ nein
Wenn ja, wem? ______________________________

14. Manchmal haben Kinder das Gefühl, dass jemand aus der Familie Hilfe braucht.

	nie	selten	manchmal	oft	immer
1. Tut dir deine Mama leid?	☐	☐	☐	☐	☐
2. Tut dir dein Papa leid?	☐	☐	☐	☐	☐
3. Tun dir deine Geschwister leid?	☐	☐	☐	☐	☐
4. Wie oft hast du das Gefühl, es sei besser, deinen Ärger zu verbergen, weil du niemanden damit belasten willst?	☐	☐	☐	☐	☐

	nie	selten	manchmal	oft	immer
5. Fragst du jemanden um Hilfe, wenn du nicht weiterweißt?	☐	☐	☐	☐	☐
6. Fühlst du dich (körperlich) schwer?	☐	☐	☐	☐	☐
7. Wie häufig siehst du deine Mama weinen?	☐	☐	☐	☐	☐
8. Wie häufig siehst du deinen Papa weinen?	☐	☐	☐	☐	☐
9. Wie häufig hast du den Eindruck, dass jemand aus deiner Familie Hilfe braucht?	☐ ☐	☐ ☐	☐ ☐	☐ ☐	☐ ☐

10. Wenn du den Eindruck hast, dass jemand aus deiner Familie Hilfe braucht, fühlst du dich dann verantwortlich, etwas zu unternehmen? ☐ ja ☐ nein
11. Um wen aus deiner Familie sorgst du dich am meisten? ______________________
12. Um wen kümmerst du dich am meisten? ______________________
13. Glaubst du, dass es jemand anders besser macht? ☐ ja ☐ nein
    Wenn ja, wer? ______________________
14. Was wünschst du dir für deine Familie? ______________________
    ____
15. Was wünschst du dir für dich selbst? ______________________
    ____

VIELEN DANK FÜR DEINE MITARBEIT!

12.2.2 Fragebogen Eltern – Erste Erhebung: Erfassung der empfundenen Belastung

Sehr geehrte Eltern, Heutiges Datum: ______________

beantworten Sie bitte die Fragen sorgfältig und gewissenhaft. Sie helfen uns damit, die Grundlage zu schaffen, mit Ihnen gemeinsam nach Hilfestellungen und Lösungen zu suchen. Wir werden auf jeden Fall noch hinreichend Zeit für ein weiterführendes, vertiefendes persönliches Gespräch zur Verfügung haben.

Ihre Angaben werden selbstverständlich vertraulich behandelt!

Name des Kindes: ______________________________ Alter des Kindes: _______ Jahre

Geschwister des Kindes mit Name und Alter: ______________________________

____

Bitte beantworten Sie die Fragen mit Hilfe der dazugehörigen Skala von 0-10 (0= überhaupt nicht, 10= sehr stark)!

1. Wie stark ist für Sie persönlich die Belastung durch die Probleme, derentwegen Sie die Beratungsstelle aufgesucht haben?

( )--------( )--------( )--------( )--------( )--------( )--------( )--------( )--------( )--------( )--------( )
0 1 2 3 4 5 6 7 8 9 10

2. Wie stark belasten diese Probleme Ihr familiäres Zusammenleben?

( )--------( )--------( )--------( )--------( )--------( )--------( )--------( )--------( )--------( )--------( )
0 1 2 3 4 5 6 7 8 9 10

3. Wie gut verstehen Sie, Ihrem Eindruck nach, Ihr Kind mit seinen Gefühlen, Gedanken und Handlungen?

( )--------( )--------( )--------( )--------( )--------( )--------( )--------( )--------( )--------( )--------( )
0 1 2 3 4 5 6 7 8 9 10

4. Wie wichtig ist es Ihnen, dass sich an der momentanen Situation etwas ändert?

( )--------( )--------( )--------( )--------( )--------( )--------( )--------( )--------( )--------( )--------( )
0 1 2 3 4 5 6 7 8 9 10

Die Angaben wurden gemacht

( ) von der Mutter ( ) von beiden Eltern gemeinsam

( ) von dem Vater ( ) von ______________________________

12.2.3 Fragebogen Eltern – Zweite Erhebung

12.2.3.1 Erfassung der empfundenen Belastung und des Perspektivenwechsels

Sehr geehrte Eltern, Heutiges Datum: _______________

beantworten Sie bitte die Fragen sorgfältig und gewissenhaft. Sie helfen uns damit, Ihnen und Ihrem Anliegen so gut wie möglich gerecht zu werden.

Ihre Angaben werden selbstverständlich vertraulich behandelt!

Name des Kindes: ____________________________ **Alter des Kindes:** _______ **Jahre**

Geschwister des Kindes mit Name und Alter: ___________________________________

____

Bitte beantworten Sie die Fragen mit Hilfe der dazugehörigen Skala von 0-10 (0= überhaupt nicht, 10= sehr stark)!

1. Wie stark ist für Sie persönlich die Belastung durch die Probleme, derentwegen Sie die Beratungsstelle aufgesucht haben?

( )--------( )--------( )--------( )--------( )--------( )--------( )--------( )--------( )--------( )--------( )
0 1 2 3 4 5 6 7 8 9 10

2. Wie stark belasten diese Probleme Ihr familiäres Zusammenleben?

( )--------( )--------( )--------( )--------( )--------( )--------( )--------( )--------( )--------( )--------( )
0 1 2 3 4 5 6 7 8 9 10

3. Wie gut verstehen Sie, Ihrem Eindruck nach, Ihr Kind mit seinen Gefühlen, Gedanken und Handlungen?

( )--------( )--------( )--------( )--------( )--------( )--------( )--------( )--------( )--------( )--------( )
0 1 2 3 4 5 6 7 8 9 10

4. Wie sehr haben Sie das Gefühl, Ihr Kind nach dem Gespräch besser zu verstehen?

( )--------( )--------( )--------( )--------( )--------( )--------( )--------( )--------( )--------( )--------( )
0 1 2 3 4 5 6 7 8 9 10

5. Wie sehr haben Sie den Eindruck, durch das Gespräch Ihr Kind und sein Verhalten aus einer neuen Perspektive mit anderen Augen zu sehen?

( )--------( )--------( )--------( )--------( )--------( )--------( )--------( )--------( )--------( )--------( )
0 1 2 3 4 5 6 7 8 9 10

6. Wie sehr haben Sie den Eindruck, durch das Gespräch eine neue Sichtweise auf die Probleme bekommen zu haben, derentwegen Sie die Beratungsstelle aufgesucht haben?

( )--------( )--------( )--------( )--------( )--------( )--------( )--------( )--------( )--------( )--------( )
0 1 2 3 4 5 6 7 8 9 10

7. Wie wichtig ist es Ihnen, dass sich an der momentanen Situation etwas ändert?

( )--------( )--------( )--------( )--------( )--------( )--------( )--------( )--------( )--------( )--------( )
0 1 2 3 4 5 6 7 8 9 10

Die Angaben wurden gemacht

( ) von der Mutter **( ) von beiden Eltern gemeinsam**

( ) von dem Vater **( ) von ____**

12.2.3.2 Erfassung der Beurteilung der Feeling-Seen-Psychotherapie

Anleitung: *Dieser Fragebogen enthält einige Aussagen über das Gespräch in der Beratungsstelle. Bitte geben Sie jeweils an, wie zutreffend diese Aussagen für Sie persönlich sind. Es gibt keine richtigen oder falschen Antworten; die Angaben sollen lediglich Ihre eigenen Erfahrungen und Ansichten zu den Gesprächen wiedergeben. Sie können Ihre Meinung deutlich machen, indem Sie einen der Kreise (0) auf der Skala unterhalb der Frage ankreuzen.*

Ein Beispiel: *Das Wetter im letzten Sommer war besonders schön.*

0 - - - - - - - - - - 0 - - - - - - - - - - - 0 - - - - - - - - - - - - X - - - - - - - - - - 0

Stimmt nicht Stimmt wenig Stimmt mittelmäßig Stimmt ziemlich Stimmt sehr

Die Person ist der Auffassung, dass diese Aussage für sie ziemlich zutreffend ist. Deswegen hat sie ihr Kreuz auf der Skala an dem Punkt „Stimmt ziemlich" gemacht.

1. Die Therapiestunde hat meine Erwartungen erfüllt.

0 - - - - - - - - - - 0 - - - - - - - - - - - 0 - - - - - - - - - - - - 0 - - - - - - - - - - 0

Stimmt nicht Stimmt wenig Stimmt mittelmäßig Stimmt ziemlich Stimmt sehr

2. Der Gewinn, den ich durch das Gespräch habe, wiegt den Aufwand auf.

0 - - - - - - - - - - 0 - - - - - - - - - - - 0 - - - - - - - - - - - - 0 - - - - - - - - - - 0

Stimmt nicht Stimmt wenig Stimmt mittelmäßig Stimmt ziemlich Stimmt sehr

3. Ich bin zufrieden mit dem Tempo, in dem das Gespräch Nutzen für mich erbringt.

   0 – – – – – – – – – 0 – – – – – – – – – – 0 – – – – – – – – – – – 0 – – – – – – – – – 0
   Stimmt nicht Stimmt wenig Stimmt mittelmäßig Stimmt ziemlich Stimmt sehr

4. Durch die Therapiestunde haben sich meine Beschwerden verringert.

   0 – – – – – – – – – 0 – – – – – – – – – – 0 – – – – – – – – – – – 0 – – – – – – – – – 0
   Stimmt nicht Stimmt wenig Stimmt mittelmäßig Stimmt ziemlich Stimmt sehr

5. Ich finde es schwierig, die in der Stunde gewonnenen Einsichten in Alltagssituationen umzusetzen.

   0 – – – – – – – – – 0 – – – – – – – – – – 0 – – – – – – – – – – – 0 – – – – – – – – – 0
   Stimmt nicht Stimmt wenig Stimmt mittelmäßig Stimmt ziemlich Stimmt sehr

6. Die Therapiestunde hat mir beim Umgang mit meiner Familie geholfen.

   0 – – – – – – – – – 0 – – – – – – – – – – 0 – – – – – – – – – – – 0 – – – – – – – – – 0
   Stimmt nicht Stimmt wenig Stimmt mittelmäßig Stimmt ziemlich Stimmt sehr

7. Die Therapiestunde hilft mir bei der Erziehung und dem Umgang mit meinen Kindern.

   0 – – – – – – – – – 0 – – – – – – – – – – 0 – – – – – – – – – – – 0 – – – – – – – – – 0
   Stimmt nicht Stimmt wenig Stimmt mittelmäßig Stimmt ziemlich Stimmt sehr

8. Die Art und Weise, wie im Gespräch Probleme körperlich heraus- und durchgearbeitet werden, ist für mich wichtig.

   0 – – – – – – – – – 0 – – – – – – – – – – 0 – – – – – – – – – – – 0 – – – – – – – – – 0
   Stimmt nicht Stimmt wenig Stimmt mittelmäßig Stimmt ziemlich Stimmt sehr

9. In dem Gespräch wird nicht unmittelbar an der Linderung konkreter Beschwerden und Symptome gearbeitet. Ich halte das für einen Mangel.

   0 – – – – – – – – – 0 – – – – – – – – – – 0 – – – – – – – – – – – 0 – – – – – – – – – 0
   Stimmt nicht Stimmt wenig Stimmt mittelmäßig Stimmt ziemlich Stimmt sehr

10. Ich erlebe die methodische Vorgehensweise in der Therapiestunde als vorhersagbar.

    0 – – – – – – – – – 0 – – – – – – – – – – 0 – – – – – – – – – – – 0 – – – – – – – – – 0
    Stimmt nicht Stimmt wenig Stimmt mittelmäßig Stimmt ziemlich Stimmt sehr

11. Die Stunde hat mir geholfen, …

11.a) … mehr Freude am Leben zu haben.

0 – – – – – – – – – 0 – – – – – – – – – – 0 – – – – – – – – – – – 0 – – – – – – – – – 0

Stimmt nicht Stimmt wenig Stimmt mittelmäßig Stimmt ziemlich Stimmt sehr

11.b) … mich mit anderen Menschen verbundener zu fühlen.

0 – – – – – – – – – 0 – – – – – – – – – – 0 – – – – – – – – – – – 0 – – – – – – – – – 0

Stimmt nicht Stimmt wenig Stimmt mittelmäßig Stimmt ziemlich Stimmt sehr

11.c) … Hoffnung zu erleben.

0 – – – – – – – – – 0 – – – – – – – – – – 0 – – – – – – – – – – – 0 – – – – – – – – – 0

Stimmt nicht Stimmt wenig Stimmt mittelmäßig Stimmt ziemlich Stimmt sehr

12. Ich kann die Stunde ruhigen Gewissens an Freunde weiterempfehlen.

0 – – – – – – – – – 0 – – – – – – – – – – 0 – – – – – – – – – – – 0 – – – – – – – – – 0

Stimmt nicht Stimmt wenig Stimmt mittelmäßig Stimmt ziemlich Stimmt sehr

13. Ich konnte spüren, dass der Therapeut sich um mein Kind kümmert.

0 – – – – – – – – – 0 – – – – – – – – – – 0 – – – – – – – – – – – 0 – – – – – – – – – 0

Stimmt nicht Stimmt wenig Stimmt mittelmäßig Stimmt ziemlich Stimmt sehr

14. Der Therapeut half klarerzumachen, was mein Kind erlebt und fühlt.

0 – – – – – – – – – 0 – – – – – – – – – – 0 – – – – – – – – – – – 0 – – – – – – – – – 0

Stimmt nicht Stimmt wenig Stimmt mittelmäßig Stimmt ziemlich Stimmt sehr

12.3 Tabellen zur Itemanalyse

12.3.1 Skala „Platz"

Item-Skala-Statistiken der Skala „Platz"

	Korrigierte Item-Skala-Korrelation	**Cronbachs Alpha, wenn Item weggelassen**
Fühlst du dich zuhause wohl? t1	,347	,746
Fühlst du dich zuhause verstanden? t1	,457	,726
Fühlst du dich überflüssig? t1	,403	,739
Fühlst du dich abgelehnt? t1	,680	,677
Hast du Sehnsucht, irgendwohin zu gehören? t1	,688	,664
Stellst du dir vor, dass es auf einem anderen Planeten oder in einem anderen Land für dich leichter wäre? t1	,553	,708
Kannst du sagen, wenn dich etwas stört? t1	,234	,779

Deskriptive Statistik der Items der Skala „Platz"

	N	Spannweite	Min.	Max.	MW	SD	Schiefe		Kurtosis	
	Statistik	Statistik	Statistik	Statistik	Statistik	Statistik	Statistik	Standardfehler	Statistik	Standardfehler
Fühlst du dich zu Hause wohl? t1	16	2	3	5	4,44	,629	-,653	,564	-,321	1,091
Fühlst du dich zu Hause verstanden? t1	16	2	3	5	4,06	,772	-,113	,564	-1,194	1,091
Fühlst du dich überflüssig? t1	16	2	3	5	4,25	,931	-,567	,564	-1,711	1,091
Fühlst du dich abgelehnt? t1	16	2	3	5	4,38	,806	-,845	,564	-,838	1,091
Hast du Sehnsucht, irgendwohin zu gehören? t1	16	3	2	5	4,13	1,025	-,704	,564	-,863	1,091
Stellst du dir vor, dass es auf einem anderen Planeten oder in einem anderen Land für dich leichter wäre? t1	16	2	3	5	4,50	,730	-1,174	,564	,144	1,091
Kannst du sagen, wenn dich etwas stört? t1	16	3	2	5	3,63	,957	,374	,564	-1,035	1,091
Gültige Werte (Listenweise)	16									

Reliabilitätsstatistiken der Items der Skala „Platz"

Cronbachs Alpha	Anzahl der Items
,753	7

Korrelationen der Items der Skala „Platz“

		Fühlst du dich zu Hause wohl? t1	Fühlst du dich zu Hause verstanden? t1
Fühlst du dich zu Hause wohl? t1	Korrelation (Pearson)	1	,352
	Signifikanz (2-seitig)		,182
	N	16	16
Fühlst du dich zu Hause verstanden? t1	Korrelation (Pearson)	,352	1
	Signifikanz (2-seitig)	,182	
	N	16	16
Fühlst du dich überflüssig? t1	Korrelation (Pearson)	,028	,070
	Signifikanz (2-seitig)	,917	,798
	N	16	16
Fühlst du dich abgelehnt? t1	Korrelation (Pearson)	,049	,388
	Signifikanz (2-seitig)	,856	,137
	N	16	16
Hast du Sehnsucht, irgendwohin zu gehören? t1	Korrelation (Pearson)	,427	,579*
	Signifikanz (2-seitig)	,099	,019
	N	16	16
Stellst du dir vor, dass es auf einem anderen Planeten oder in einem anderen Land für dich leichter wäre? t1	Korrelation (Pearson)	,218	,414
	Signifikanz (2-seitig)	,418	,111
	N	16	16
Kannst du sagen, wenn dich etwas stört? t1	Korrelation (Pearson)	,291	,034
	Signifikanz (2-seitig)	,275	,901
	N	16	16

* Die Korrelation ist auf dem Niveau von 0,05 (2-seitig) signifikant.

** Die Korrelation ist auf dem Niveau von 0,01 (2-seitig) signifikant.

Fühlst du dich überflüssig? t1	Fühlst du dich abgelehnt? t1	Hast du Sehnsucht, irgendwohin zu gehören? t1	Stellst du dir vor, dass es auf einem anderen Planeten oder in einem anderen Land für dich leichter wäre? t1	Kannst Du sagen, wenn dich etwas stört? t1
,028	,049	,427	,218	,291
,917	,856	,099	,418	,275
16	16	16	16	16
,070	,388	,579*	,414	,034
,798	,137	,019	,111	,901
16	16	16	16	16
1	,755**	,384	,196	,112
	,001	,142	,467	,679
16	16	16	16	16
,755**	1	,585*	,340	,281
,001		,017	,198	,292
16	16	16	16	16
,384	,585*	1	,624**	,051
,142	,017		,010	,851
16	16	16	16	16
,196	,340	,624**	1	,286
,467	,198	,010		,283
16	16	16	16	16
,112	,281	,051	,286	1
,679	,292	,851	,283	
16	16	16	16	16

12.3.2 Skala „Nahrung"

Item-Skala-Statistiken der Skala „Nahrung"

	Korrigierte Item-Skala-Korrelation	Cronbachs Alpha, wenn Item weggelassen
Darfst du essen, so viel du willst? t1	-,317	,223
Wie oft schmeckt dir das essen? t1	-,538	,207
Bekräftigen deine Eltern dich darin, deine eigenen Ziele zu verfolgen? t1	,279	-,589
Wirst du von deiner Mama gelobt, wenn dir etwas gelingt? t1	,138	-,253
Wirst du von deinem Papa gelobt, wenn dir etwas gelingt? t1	,072	-,217
Wünschst du dir, mehr gelobt zu werden? t1	,069	-,317
Fühlst du dich in manchen Momenten vernachlässigt? t1	,080	-,251

Reliabilitätsstatistik der Items der Skala „Nahrung"

Cronbachs Alpha[a]	Anzahl der Items
-,130	7

a Der Wert ist negativ aufgrund einer negativen mittleren Kovarianz zwischen den Items. Dies verstößt gegen die Annahmen über die Zuverlässigkeit des Modells.

Deskriptive Statistik der Items der Skala „Nahrung"

	N	Spannweite	Min.	Max.	MW	SD	Schiefe		Kurtosis	
	Statistik	Statistik	Statistik	Statistik	Statistik	Statistik	Statistik	Standard-fehler	Statistik	Standard-fehler
Darfst du essen so viel du willst? t1	16	4	1	5	3,69	1,250	-,723	,564	-,283	1,091
Wie oft schmeckt dir das Essen? t1	16	2	3	5	3,88	,719	,192	,564	-,821	1,091
Bekräftigen deine Eltern dich darin, deine eigenen Ziele zu verfolgen? t1	16	4	1	5	3,00	1,155	-,297	,564	-,570	1,091
Wirst du von deiner Mama gelobt, wenn dir etwas gelingt? t1	16	2	3	5	4,13	,719	-,192	,564	-,821	1,091
Wirst du von deinem Papa gelobt, wenn dir etwas gelingt? t1	16	3	2	5	4,06	,854	-,863	,564	,884	1,091
Wünschst du dir, mehr gelobt zu werden? t1	16	4	1	5	3,19	1,424	-,375	,564	-1,114	1,091
Fühlst du dich in manchen Momenten vernachlässigt? t1	16	3	2	5	3,88	1,025	-,146	,564	-1,405	1,091
Gültige Werte (Listenweise)	16									

Korrelationen der Items der Skala „Nahrung"

		Darfst du essen, so viel du willst? t1	Wie oft schmeckt dir das Essen? t1
Darfst du essen, so viel du willst? t1	Korrelation (Pearson)	1	,250
	Signifikanz (2-seitig)		,350
	N	16	16
Wie oft schmeckt dir das Essen? t1	Korrelation (Pearson)	,250	1
	Signifikanz (2-seitig)	,350	
	N	16	16
Bekräftigen deine Eltern dich darin, deine eigenen Ziele zu verfolgen? t1	Korrelation (Pearson)	-,046	-,482
	Signifikanz (2-seitig)	,865	,059
	N	16	16
Wirst du von deiner Mama gelobt, wenn dir etwas gelingt? t1	Korrelation (Pearson)	-,102	-,226
	Signifikanz (2-seitig)	,707	,400
	N	16	16
Wirst du von deinem Papa gelobt, wenn dir etwas gelingt? t1	Korrelation (Pearson)	-,355	-,421
	Signifikanz (2-seitig)	,177	,104
	N	16	16
Wünschst du dir, mehr gelobt zu werden? t1	Korrelation (Pearson)	-,227	-,301
	Signifikanz (2-seitig)	,398	,257
	N	16	16
Fühlst du dich in manchen Momenten vernachlässigt? t1	Korrelation (Pearson)	-,293	-,385
	Signifikanz (2-seitig)	,271	,141
	N	16	16

** Die Korrelation ist auf dem Niveau von 0,01 (2-seitig) signifikant.

Bekräftigen deine Eltern dich darin, deine eigenen Ziele zu verfolgen? t1	Wirst du von deiner Mama gelobt, wenn dir etwas gelingt? t1	Wirst du von deinem Papa gelobt, wenn dir etwas gelingt? t1	Wünschst du dir, mehr gelobt zu werden? t1	Fühlst du dich in manchen Momenten vernachlässigt? t1
-,046	-,102	-,355	-,227	-,293
,865	,707	,177	,398	,271
16	16	16	16	16
-,482	-,226	-,421	-,301	-,385
,059	,400	,104	,257	,141
16	16	16	16	16
1	,080	,203	,365	,225
	,767	,451	,165	,401
16	16	16	16	16
,080	1	,747**	-,220	,204
,767		,001	,414	,449
16	16	16	16	16
,203	,747**	1	,099	,010
,451	,001		,714	,972
16	16	16	16	16
,365	-,220	,099	1	,291
,165	,414	,714		,274
16	16	16	16	16
,225	,204	,010	,291	1
,401	,449	,972	,274	
16	16	16	16	16

12.3.3 Skala „Unterstützung"

Item-Skala-Statistiken der Skala „Unterstützung"

	Korrigierte Item-Skala-Korrelation	Cronbachs Alpha, wenn Item weggelassen
Wirst du getröstet, wenn du traurig bist? t1	,491	,783
Wird dir zugehört, wenn du Probleme hast? t1	,551	,771
Übt jemand mit dir für Arbeiten oder Diktate? t1	,590	,774
Bekommst du die Hilfe, die du bauchst? t1	,323	,805
Fühlst du dich mit deinen Problemen alleingelassen? t1	,600	,763
Hast du das Gefühl, dass deine Mama zu dir hält? t1	,661	,759
Hast du das Gefühl, dass dein Papa zu dir hält? t1	,661	,759

Reliabilitätsstatistik der Items der Skala „Unterstützung"

Cronbachs Alpha	Anzahl der Items
,800	7

Deskriptive Statistik der Items der Skala „Unterstützung"

	N	Spannweite	Min.	Max.	MW	SD	Schiefe		Kurtosis	
	Statistik	Statistik	Statistik	Statistik	Statistik	Statistik	Statistik	Standardfehler	Statistik	Standardfehler
Wirst du getröstet, wenn du traurig bist? t1	16	2	3	5	4,50	,632	-,904	,564	,027	1,091
Wird dir zugehört, wenn du Probleme hast? t1	16	3	2	5	4,13	,885	-,927	,564	,694	1,091
Übt jemand mit dir für Arbeiten oder Diktate? t1	16	4	1	5	4,06	1,181	-1,521	,564	2,057	1,091
Bekommst du die Hilfe, die du bauchst? t1	16	2	3	5	4,25	,577	,000	,564	-,066	1,091
Fühlst du dich mit deinen Problemen alleingelassen? t1	16	3	2	5	4,13	1,025	-,704	,564	-,863	1,091
Hast du das Gefühl, dass deine Mama zu dir hält? t1	16	2	3	5	4,44	,629	-,653	,564	-,321	1,091
Hast du das Gefühl, dass dein Papa zu dir hält? t1	16	2	3	5	4,44	,629	-,653	,564	-,321	1,091
Gültige Werte (Listenweise)	16									

Korrelationen der Items der Skala „Unterstützung“			
		Wirst du getröstet wenn du traurig bist? t1	Wird dir zugehört, wenn du Probleme hast? t1
Wirst du getröstet wenn du traurig bist? t1	Korrelation (Pearson)	1	,357
	Signifikanz (2-seitig)		,174
	N	16	16
Wird dir zugehört, wenn du Probleme hast? t1	Korrelation (Pearson)	,357	1
	Signifikanz (2-seitig)	,174	
	N	16	16
Übt jemand mit dir für Arbeiten und Diktate? t1	Korrelation (Pearson)	,312	,502*
	Signifikanz (2-seitig)	,239	,048
	N	16	16
Bekommst du die Hilfe die du brauchst? t1	Korrelation (Pearson)	,183	,326
	Signifikanz (2-seitig)	,499	,218
	N	16	16
Fühlst du dich mit deinen Problemen - alleingelassen? t1	Korrelation (Pearson)	,617*	,496
	Signifikanz (2-seitig)	,011	,051
	N	16	16
Hast du das Gefühl, dass deine Mama zu dir hält? t1	Korrelation (Pearson)	,251	,254
	Signifikanz (2-seitig)	,348	,342
	N	16	16
Hast du das Gefühl, dass dein Papa zu dir hält? t1	Korrelation (Pearson)	,251	,254
	Signifikanz (2-seitig)	,348	,342
	N	16	16

* Die Korrelation ist auf dem Niveau von 0,05 (2-seitig) signifikant.

** Die Korrelation ist auf dem Niveau von 0,01 (2-seitig) signifikant.

Übt jemand mit dir für Arbeiten oder Diktate? t1	Bekommst du die Hilfe, die du brauchst? t1	Fühlst du dich mit deinen Problemen allein-gelassen? t1	Hast du das Gefühl, dass deine Mama zu dir hält? t1	Hast du das Gefühl, dass dein Papa zu dir hält? t1
,321	,183	,617*	,251	,251
,239	,499	,011	,348	,348
16	16	16	16	16
,502*	,326	,496	,254	,254
,048	,218	,051	,342	,342
16	16	16	16	16
1	,367	,324	,499*	,499*
	,163	,222	,049	,049
16	16	16	16	16
,367	1	,056	,229	,229
,163		,836	,393	,393
16	16	16	16	16
,324	,056	1	,530*	,530*
,222	,836		,035	,035
16	16	16	16	16
,499*	,229	,530*	1	1,000**
,049	,393	,035		,000
16	16	16	16	16
,499*	,229	,530*	1,000**	1
,049	,393	,035	,000	
16	16	16	16	16

12.3.4 Skala „Schutz"

Item-Skala-Statistiken der Skala „Schutz"

	Korrigierte Item-Skala-Korrelation	**Cronbachs Alpha, wenn Item weggelassen**
Wünschst du dir, häufiger in den Arm genommen zu werden? t1	,466	,308
Wenn ein Lehrer dir gegenüber ungerecht war, springen deine Eltern dann ein? t1	,164	,500
Kannst du dich gegen andere zur Wehr setzen? t1	,523	,243
Wie häufig wirst du ausgeschimpft, so dass du richtig Angst bekommst? t1	-,032	,561
Wie häufig wirst du ausgelacht? t1	,426	,369
Wie häufig bekommst du so heftigen Streit zwischen deinen Eltern mit, dass du richtig Angst bekommst? t1	-,039	,547

Reliabilitätsstatistik der Items der Skala „Schutz"

Cronbachs Alpha	**Anzahl der Items**
,490	6

Deskriptive Statistik der Items der Skala „Schutz"

	N	Spannweite	Min.	Max.	MW	SD	Schiefe		Kurtosis	
	Statistik	Statistik	Statistik	Statistik	Statistik	Statistik	Statistik	Standard-fehler	Statistik	Standard-fehler
Wünschst du dir, häufiger in den Arm genommen zu werden? t1	16	3	2	5	3,13	1,088	,433	,564	-1,099	1,091
Wenn ein Lehrer dir gegenüber ungerecht war, springen deine Eltern dann ein? t1	16	4	1	5	3,06	1,181	-,135	,564	-,168	1,091
Kannst du dich gegen andere zur Wehr setzen? t1	16	4	1	5	3,69	1,250	-,489	,564	-,467	1,091
Wie häufig wirst du ausgeschimpft, so dass du richtig Angst bekommst? t1	16	2	3	5	3,81	,834	,391	,564	-1,443	1,091
Wie häufig wirst du ausgelacht? t1	16	3	2	5	4,13	,806	-1,118	,564	2,169	1,091
Wie häufig bekommst du so heftigen Streit zwischen deinen Eltern mit, dass du richtig Angst bekommst? t1	16	2	3	5	4,25	,683	-,358	,564	-,592	1,091
Gültige Werte (Listenweise)	16									

Korrelationen der Items der Skala „Schutz"

		Wünschst du dir, häufiger in den Arm genommen zu werden? t1	Wenn ein Lehrer dir gegenüber ungerecht war, springen deine Eltern dann ein? t1
Wünschst du dir, häufiger in den Arm genommen zu werden? t1	Korrelation (Pearson)	1	,149
	Signifikanz (2-seitig)		,581
	N	16	16
Wenn ein Lehrer dir gegenüber ungerecht war, springen deine Eltern dann ein? t1	Korrelation (Pearson)	,149	1
	Signifikanz (2-seitig)	,581	
	N	16	16
Kannst du dich gegen andere zur Wehr setzen? t1	Korrelation (Pearson)	,668**	,330
	Signifikanz (2-seitig)	,005	,212
	N	16	16
Wie häufig wirst du ausgeschimpft, so dass du richtig Angst bekommst? t1	Korrelation (Pearson)	-,046	-,055
	Signifikanz (2-seitig)	,866	,840
	N	16	16
Wie häufig wirst du ausgelacht? t1	Korrelation (Pearson)	,361	,131
	Signifikanz (2-seitig)	,169	,628
	N	16	16
Wie häufig bekommst du so heftigen Streit zwischen deinen Eltern mit, dass du richtig Angst bekommst? t1	Korrelation (Pearson)	-,135	-,268
	Signifikanz (2-seitig)	,619	,315
	N	16	16

* Die Korrelation ist auf dem Niveau von 0,05 (2-seitig) signifikant.

** Die Korrelation ist auf dem Niveau von 0,01 (2-seitig) signifikant.

Kannst du dich gegen andere zur Wehr setzen? t1	Wie häufig wirst du ausgeschimpft, so dass du richtig Angst bekommst? t1	Wie häufig wirst du ausgelacht? t1	Wie häufig bekommst du so heftigen Streit zwischen deinen Eltern mit, dass du richtig Angst bekommst? t1
,668** ,005 16	-,046 ,866 16	,361 ,169 16	-,135 ,619 16
,330 ,212 16	-,055 ,840 16	,131 ,628 16	-,268 ,315 16
1 16	-,316 ,234 16	,571* ,021 16	-,137 ,614 16
-,316 ,234 16	1 16	-,062 ,820 16	,673** ,004 16
,571* ,021 16	-,062 ,820 16	1 16	-,061 ,824 16
-,137 ,614 16	,673** ,004 16	-,061 ,824 16	1 16

12.3.5 Skala „Grenzen"

Item-Skala-Statistiken der Skala „Grenzen"

	Korrigierte Item-Skala-Korrelation	Cronbachs Alpha, wenn Item weggelassen
Traust du dich, deinen Ärger zu zeigen? t1	,013	,464
Wie häufig kommt es vor, dass du andere be schimpfst oder anschreist? t1	,476	,313
Wie häufig kommt es vor, dass du andere schlägst? t1	,152	,423
Kannst du deiner Mama zeigen, wie stark du bist? t1	,314	,356
Kannst du deinem Papa zeigen, wie stark du bist? t1	,287	,358
Wie häufig wirst du wütend? t1	-,047	,489
Darfst du deine Wut in angemessenem Rahmen zeigen, ohne dafür Ärger zu bekommen? t1	,142	,449
Helfen deine Eltern dir gut dabei, mit deiner Wut umzugehen? t1	,277	,366

Reliabilitätsstatistik der Items der Skala „Grenzen"

Cronbachs Alpha	Anzahl der Items
,489	7

Deskriptive Statistik der Items der Skala „Grenzen"

	N	Spannweite	Min.	Max.	MW	SD	Schiefe		Kurtosis	
	Statistik	Statistik	Statistik	Statistik	Statistik	Statistik	Statistik	Standardfehler	Statistik	Standardfehler
Traust du dich, deinen Ärger zu zeigen? t1	16	2	3	5	3,50	,730	1,174	,564	,144	1,091
Wie häufig kommt es vor, dass du andere beschimpfst oder anschreist? t1	16	3	2	5	3,56	,727	-,246	,564	,249	1,091
Wie häufig kommt es vor, dass du andere schlägst? t1	16	3	2	5	3,94	,998	-,782	,564	-,082	1,091
Kannst du deiner Mama zeigen, wie stark du bist? t1	16	3	2	5	3,56	,892	-,214	,564	-,371	1,091
Kannst du deinem Papa zeigen, wie stark du bist? t1	16	3	2	5	3,38	1,088	,189	,564	-1,153	1,091
Darfst du deine Wut in angemessenem Rahmen zeigen, ohne dafür Ärger zu bekommen? t1	16	4	1	5	2,69	1,401	,307	,564	-1,136	1,091
Helfen deine Eltern dir gut dabei, mit deiner Wut umzugehen? t1	16	3	2	5	3,69	1,014	-,149	,564	-,957	1,091
Gültige Werte (Listenweise)	16									

Korrelationen der Items der Skala „Grenzen"			
		Traust du dich, deinen Ärger zu zeigen? t1	Wie häufig kommt es vor, dass du andere beschimpfst oder anschreist? t1
Traust du dich, deinen Ärger zu zeigen? t1	Korrelation (Pearson)	1	,314
	Signifikanz (2-seitig)		,237
	N	16	16
Wie häufig kommt es vor, dass du andere beschimpfst oder anschreist? t1	Korrelation (Pearson)	,314	1
	Signifikanz (2-seitig)	,237	
	N	16	16
Wie häufig kommt es vor, dass du andere schlägst? t1	Korrelation (Pearson)	,046	,511*
	Signifikanz (2-seitig)	,866	,043
	N	16	16
Kannst du deiner Mama zeigen, wie stark du bist? t1	Korrelation (Pearson)	,051	-,006
	Signifikanz (2-seitig)	,851	,981
	N	16	16
Kannst du deinem Papa zeigen, wie stark du bist? t1	Korrelation (Pearson)	,000	,053
	Signifikanz (2-seitig)	1,000	,846
	N	16	16
Darfst du deine Wut in angemessenem Rahmen zeigen, ohne dafür Ärger zu bekommen? t1	Korrelation (Pearson)	-,228	,053
	Signifikanz (2-seitig)	,396	,845
	N	16	16
Helfen deine Eltern dir gut dabei, mit deiner Wut umzugehen? t1	Korrelation (Pearson)	,045	,164
	Signifikanz (2-seitig)	,869	,545
	N	16	16

* Die Korrelation ist auf dem Niveau von 0,05 (2-seitig) signifikant.

** Die Korrelation ist auf dem Niveau von 0,01 (2-seitig) signifikant.

Wie häufig kommt es vor, dass du andere schlägst? t1	Kannst Du deiner Mama zeigen, wie stark du bist? t1	Kannst Du deinem Papa zeigen, wie stark du bist? t1	Darfst du deine Wut in angemessenem Rahmen zeigen, ohne dafür Ärger zu bekommen? t1	Helfen deine Eltern dir gut dabei, mit deiner Wut umzugehen? t1
,046	,051	,000	-,228	,045
,866	,851	1,000	,396	,869
16	16	16	16	16
,511*	-,006	,053	,053	,164
,043	,981	,846	,845	,545
16	16	16	16	16
1	-,183	-,345	,080	-,021
	,499	,190	,767	,940
16	16	16	16	16
-,183	1	,730**	,257	,281
,499		,001	,337	,292
16	16	16	16	16
-,345	,730**	1	,213	,536*
,190	,001		,428	,032
16	16	16	16	16
,080	,257	,213	1	,114
,767	,337	,428		,673
16	16	16	16	16
-,021	,281	,536*	,114	1
,940	,292	,032	,673	
16	16	16	16	16

12.3.6 Skala „Individuelle Einzigartigkeit"

Item-Skala-Statistiken der Skala „Individuelle Einzigartigkeit"

	Skalenmittelwert, wenn Item weggelassen	Skalenvarianz, wenn Item weggelassen	Korrigierte Item-Skala-Korrelation	Cronbachs Alpha, wenn Item weggelassen
Fühlst du dich angenommen, so wie du wirklich bist? t1	11,44	3,729	,658	,181
Kannst du ausprobieren, in welchen Bereichen du besondere Fähigkeiten oder ein Talent besitzt? t1	11,56	4,129	,561	,291
Wirst du mit anderen verglichen? t1	11,50	6,933	,042	,685
Werden dir andere als Vorbild hingestellt? t1	11,44	5,729	,202	,607

Reliabilitätsstatistik der Items der Skala „Individuelle Einzigartigkeit"

Cronbachs Alpha	Anzahl der Items
,564	4

Deskriptive Statistik der Items der Skala „Individuelle Einzigartigkeit"

	N	Spannweite	Min.	Max.	MW	SD	Schiefe		Kurtosis	
	Statistik	Statistik	Statistik	Statistik	Statistik	Statistik	Statistik	Standard-fehler	Statistik	Standard-fehler
Fühlst du dich angenommen, so wie du wirklich bist? t1	16	4	1	5	3,88	1,147	-,936	,564	,939	1,091
Kannst du ausprobieren, in welchen Bereichen du besondere Fähigkeiten oder ein Talent besitzt? t1	16	4	1	5	3,75	1,125	-1,042	,564	1,092	1,091
Wirst du mit anderen verglichen? t1	16	3	2	5	3,81	,911	-,192	,564	-,675	1,091
Werden dir andere als Vorbild hingestellt? t1	16	3	2	5	3,88	1,088	-,433	,564	-1,099	1,091
Gültige Werte (Listenweise)	16									

Korrelationen der Items der Skala „Individuelle Einzigartigkeit“			
		Fühlst du dich angenommen, so wie du wirklich bist? t1	Kannst du ausprobieren, in welchen Bereichen du besondere Fähigkeiten oder ein Talent besitzt? t1
Fühlst du dich angenommen, so wie du wirklich bist? t1	Korrelation (Pearson)	1	,645**
	Signifikanz (2-seitig)		,007
	N	16	16
Kannst du ausprobieren, in welchen Bereichen du besondere Fähigkeiten oder ein Talent besitzt? t1	Korrelation (Pearson)	,645**	1
	Signifikanz (2-seitig)	,007	
	N	16	16
Wirst du mit anderen verglichen? t1	Korrelation (Pearson)	,167	,146
	Signifikanz (2-seitig)	,535	,589
	N	16	16
Werden dir andere als Vorbild hingestellt? t1	Korrelation (Pearson)	,361	,245
	Signifikanz (2-seitig)	,170	,360
	N	16	16

** Die Korrelation ist auf dem Niveau von 0,01 (2-seitig) signifikant.

Wirst du mit anderen verglichen? t1	Werden dir andere als Vorbild hingestellt? t1
,167	,361
,535	,170
16	16
,146	,245
,589	,360
16	16
1	-,227
	,398
16	16
-,227	1
,398	
16	16

12.3.7 Skala „Holes in Roles"

Item-Skala-Statistiken der Skala „Holes in Roles"

	Korrigierte Item-Skala-Korrelation	Cronbachs Alpha, wenn Item weggelassen
Tut dir deine Mama leid? t1	,694	,580
Tut dir dein Papa leid? t1	,819	,544
Tun dir deine Geschwister leid? t1	,722	,562
Wie oft hast du das Gefühl, es sei besser, deinen Ärger zu verbergen, weil du niemanden damit belasten willst? t1	,200	,706
Fragst du jemanden um Hilfe, wenn du nicht weiterweißt? t1	-,242	,755
Fühlst du dich (körperlich) schwer? t1	,260	,674
Wie häufig siehst du deine Mama weinen? t1	,201	,682
Wie häufig siehst du deinen Papa weinen? t1	,301	,667
Wie häufig hast du den Eindruck, dass jemand aus deiner Familie Hilfe braucht? t1	,373	,653

Reliabilitätsstatistik der Items der Skala „Holes in Roles"

Cronbachs Alpha	Anzahl der Items
,683	9

Deskriptive Statistik der Items der Skala „Holes in Roles"

	N	Spannweite	Min.	Max.	MW	SD	Schiefe		Kurtosis	
	Statistik	Statistik	Statistik	Statistik	Statistik	Statistik	Statistik	Standard-fehler	Statistik	Standard-fehler
Tut dir deine Mama leid? t1	16	3	1	4	3,06	,929	-,707	,564	-,152	1,091
Tut dir dein Papa leid? t1	16	3	1	4	3,00	,966	-,507	,564	-,735	1,091
Tun dir deine Geschwister leid? t1	16	3	1	4	2,81	1,047	-,774	,564	-,326	1,091
Wie oft hast du das Gefühl, es sei besser, deinen Ärger zu verbergen, weil du niemanden damit belasten willst? t1	16	4	1	5	3,31	1,250	,021	,564	-,834	1,091
Fragst du jemanden um Hilfe, wenn du nicht weiterweißt? t1	16	3	1	4	2,38	,806	,027	,564	-,130	1,091
Fühlst du dich (körperlich) schwer? t1	16	2	1	3	2,00	,816	,000	,564	-1,467	1,091
Wie häufig siehst du deine Mama weinen? t1	16	2	1	3	1,81	,655	,197	,564	-,373	1,091
Wie häufig siehst du deinen deinen Papa weinen? t1	16	2	1	3	1,50	,730	1,174	,564	,144	1,091
Wie häufig hast du den Eindruck, dass jemand aus deiner Familie Hilfe braucht? t1	16	3	1	4	2,69	,873	,024	,564	-,554	1,091
Gültige Werte (Listenweise)	16									

Korrelationen der Items der Skala „Holes in Roles"

		Tut dir deine Mama leid? t1	Tut dir dein Papa leid? t1	Tun dir deine Geschwister leid? t1
Tut dir deine Mama leid? t1	Korrelation (Pearson)	1	,892**	,699**
	Signifikanz (2-seitig)		,000	,003
	N	16	16	16
Tut dir dein Papa leid? t1	Korrelation (Pearson)	,892**	1	,791**
	Signifikanz (2-seitig)	,000		,000
	N	16	16	16
Tun dir deine Geschwister leid? t1	Korrelation (Pearson)	,699**	,791**	1
	Signifikanz (2-seitig)	,003	,000	
	N	16	16	16
Wie oft hast du das Gefühl, es sei besser, deinen Ärger zu verbergen, weil du niemanden damit belasten willst? t1	Korrelation (Pearson)	,269	,276	,099
	Signifikanz (2-seitig)	,313	,301	,716
	N	16	16	16
Fragst du jemanden um Hilfe, wenn du nicht weiterweißt? t1	Korrelation (Pearson)	-,122	-,171	-,306
	Signifikanz (2-seitig)	,651	,526	,249
	N	16	16	16
Fühlst du dich (körperlich) schwer? t1	Korrelation (Pearson)	,352	,423	,624**
	Signifikanz (2-seitig)	,182	,103	,010
	N	16	16	16
Wie häufig siehst du deine Mama weinen? t1	Korrelation (Pearson)	,240	,211	,237
	Signifikanz (2-seitig)	,371	,434	,377
	N	16	16	16
Wie häufig siehst du deinen Papa weinen? t1	Korrelation (Pearson)	,049	,283	,218
	Signifikanz (2-seitig)	,857	,287	,417
	N	16	16	16
Wie häufig hast du den Eindruck, dass jemand aus deiner Familie Hilfe braucht? t1	Korrelation (Pearson)	,272	,395	,515*
	Signifikanz (2-seitig)	,308	,130	,041
	N	16	16	16

* Die Korrelation ist auf dem Niveau von 0,05 (2-seitig) signifikant.

** Die Korrelation ist auf dem Niveau von 0,01 (2-seitig) signifikant.

Wie oft hast du das Gefühl, es sei besser, deinen Ärger zu verbergen, weil du niemanden damit belasten willst? t1	Fragst du jemanden um Hilfe, wenn du nicht weiterweißt? t1	Fühlst du dich (körperlich) schwer? t1	Wie häufig siehst du deine Mama weinen? t1	Wie häufig siehst du deinen Papa weinen? t1	Wie häufig hast du den Eindruck, dass jemand aus deiner Familie Hilfe braucht? t1
,269	-,122	,352	,240	,049	,272
,313	,651	,182	,371	,857	,308
16	16	16	16	16	16
,276	-,171	,423	,211	,283	,395
,301	,526	,103	,434	,287	,130
16	16	16	16	16	16
,099	-,306	,624**	,237	,218	,515*
,716	,249	,010	,377	,417	,041
16	16	16	16	16	16
1	,273	,196	-,249	,037	-,088
	,307	,467	,352	,893	,746
16	16	16	16	16	16
,273	1	-,203	-,363	,113	-,580*
,307		,452	,167	,676	,019
16	16	16	16	16	16
,196	-,203	1	-,374	-,224	,000
,467	,452		,154	,405	1,000
16	16	16	16	16	16
-,249	-,363	-,374	1	,488	,823**
,352	,167	,154		,055	,000
16	16	16	16	16	16
,037	,113	-,224	,488	1	,470
,893	,676	,405	,055		,066
16	16	16	16	16	16
-,088	-,580*	,000	,823**	,470	1
,746	,019	1,000	,000	,066	
16	16	16	16	16	16

12.4 Tabelle zur Zufriedenheit der Eltern mit den Gesprächen

Häufigkeiten und prozentuale Häufigkeiten der Antworten „stimmt ziemlich" und „stimmt sehr" der Items 1-14
zur Beurteilung der Feeling-Seen-Psychotherapie (N = 16)

		Häufigkeit	**gültige Prozent**	**Prozent Gesamt**
1. Erwartungen erfüllt	**4 P.**	13	81,3%	
	5 P.	1	6,3%	87,6%
2. mehr Gewinn	**4 P.**	10	62,5%	
	5 P.	4	25,0%	87,5%
3. Tempo	**4 P.**	13	81,3%	
	5 P.	2	12,5%	93,8%
4. weniger Beschwerden	**4 P.**	1	6,3%	
	5 P.			6,3%
5. Umsetzung im Alltag	**4 P.**	5	31,3%	
	5 P.	1	6,3%	37,6%
6. Umgang mit Familie	**4 P.**	8	50,0%	
	5 P.			50,0%
7. Umgang mit Kindern	**4 P.**	8	50,0%	
	5 P.	1	6,3%	56,3%
8. körperlich (N=14)	**4 P.**	9	56,3%	
	5 P.	3	18,8%	75,1%
9. Linderung (N=14)	**4 P.**	7	43,8%	
	5 P.	5	31,3%	75,1%
10. nicht vorhersagbar	**4 P.**	7	43,8%	
	5 P.	5	31,3%	75,1%
11a. mehr Freude	**4 P.**	6	37,5%	
	5 P.	1	6,3%	43,8%
11b. verbundener mit anderen	**4 P.**	5	31,3%	
	5 P.			31,3%
11c. Hoffnung	**4 P.**	11	68,7%	
	5 P.	2	12,5%	81,2%
12. weiterempfehlen	**4 P.**	11	68,7%	
	5 P.	5	31,3%	100,0%
13. Th. kümmerte sich um Kind	**4 P.**	7	43,8%	
	5 P.	9	56,2%	100,0%
14. was Kind erlebt und fühlt	**4 P.**	4	25,0%	
	5 P.	9	56,2%	81,2%

4 P. = 4 Punkte, „stimmt ziemlich", 5 P. = 5 Punkte „stimmt sehr",

Häufigkeiten und prozentuale Häufigkeiten der Antworten „stimmt ziemlich" und „stimmt sehr" der Items 1-14 zur Beurteilung der Feeling-Seen-Psychotherapie (N = 16), Fortsetzung

1. Erwartungen erfüllt = Die Therapiestunde hat meine Erwartungen erfüllt,
2. mehr Gewinn = Der Gewinn, den ich durch das Gespräch habe, wiegt den Aufwand auf,
3. Tempo = Ich bin zufrieden mit dem Tempo, in dem das Gespräch Nutzen für mich erbringt,
4. weniger Beschwerden = Durch die Therapiestunde haben sich meine Beschwerden verringert,
5. Umsetzung im Alltag = Ich finde es schwierig, die in der Stunde gewonnenen Einsichten in Alltagssituationen umzusetzen (Umpolung),
6. Umgang mit Familie = Die Therapiestunde hat mir beim Umgang mit meiner Familie geholfen,
7. Umgang mit Kindern = Die Therapiestunde hilft mir bei der Erziehung und dem Umgang mit meinen Kindern,
8. körperlich = Die Art und Weise, wie im Gespräch Probleme körperlich heraus- und durchgearbeitet werden, ist für mich wichtig,
9. Linderung = In dem Gespräch wird nicht unmittelbar an der Linderung konkreter Beschwerden und Symptome gearbeitet. Ich halte das für einen Mangel. (Umpolung),
10. nicht vorhersagbar = Ich erlebe die methodische Vorgehensweise in der Therapiestunde als vorhersagbar. (Umpolung),

11a. mehr Freude = Die Stunde hat mir geholfen, mehr Freude am Leben zu haben,
11b. verbundener mit anderen = Die Stunde hat mir geholfen, mich mit anderen Menschen verbundener zu fühlen,
11c. Hoffnung = Die Stunde hat mir geholfen, Hoffnung zu erleben,

12. weiterempfehlen = Ich kann die Stunde ruhigen Gewissens an Freunde weiterempfehlen,
13. Th. kümmerte sich um das Kind = Ich konnte spüren, dass der Therapeut sich um mein Kind kümmert,
14. was Kind erlebt und fühlt = Der Therapeut half klarerzumachen, was mein Kind erlebt und fühlt.

Albert Pesso, Lowijs Perquin

Die Bühnen des Bewusstseins Oder: Werden, wer wir wirklich sind

PBSP – ein ressourcenorientierter, neurobiologisch fundierter Ansatz der Körper-, Emotions- und Familientherapie

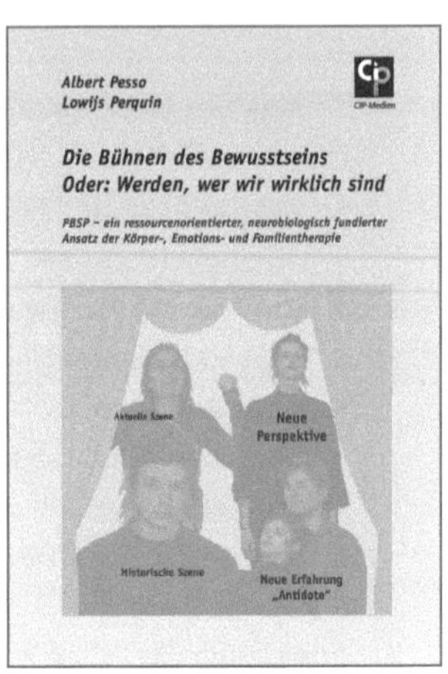

Pesso-Therapie oder genauer Pesso Boyden System Psychomotor ist ein zugleich innovativer und integrativer Ansatz in mehrerer Hinsicht. Absolut innovativ sind das Menschenbild, die therapeutische Vorgehensweise und der Umgang mit Beziehung. Integrativ ist die Verbindung von Individuum und Familie, von Körper, Emotion und Geist und von (Neuro-)Biologie und kulturell geprägtem Geist. Erfrischend jung und dynamisch, bewundernswert weise und klar und bewegend warmherzig und einfühlsam ist der Therapeut, ist die Therapie. Es ist eine erfüllende Erfahrung, diese Therapie kennen und erleben zu lernen. Dieses Buch öffnet die Tür und schafft den Sinn für einen der spannendsten neuen Wege der Psychotherapie.

Bibl. Nr. 17570 • 67,90 €

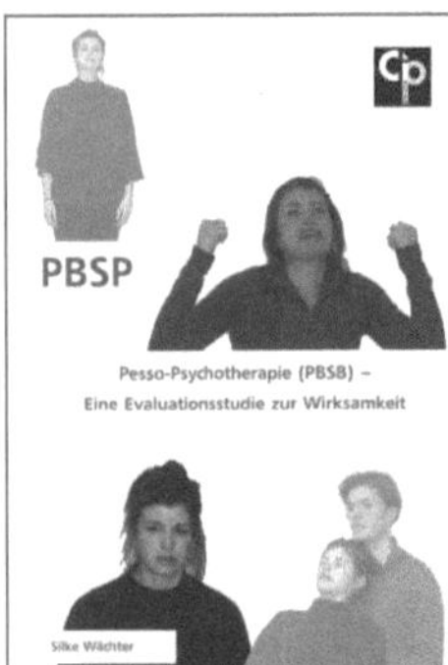

Silke Wächter

Pesso-Psychotherapie (PBSP) – Eine Evaluationsstudie zur Wirksamkeit

Eine vor allem durch reichhaltige Querbezüge sehr aufschlussreiche Darstellung der Pessotherapie. Ähnlich wie Psychodrama und Familienskulptur hat die PBSP das szenische oder interaktionistische Element. Eine konflikthafte Situation oder Erfahrung wird mithilfe von Rollenspielern symbolisch dargestellt. Ein innerlich ablaufendes psychisch-emotionales Geschehen wird nach außen gebracht und sichtbar im Raum dargestellt. In der Sprache der Pesso-Psychotherapie ausgedrückt, wird dieses innere Geschehen „auf die Strukturbühne" (Bachg, 2004) transportiert. Der empirische Teil des Buches berichtet über die Erfahrungen von Klienten, die diese Gruppen besucht haben. Die Ergebnisse sind sehr positiv und ermuntern dazu, eine wissenschaftliche Evaluation unter kontrollierten Bedingungen durchzuführen.

Bibl. Nr. 19679 • 156 S. • € 22,–

Serge K. D. Sulz (Hrsg.)

Wer rettet Paare und Familien aus ihrer Not? Paar- und Familientherapie als Hauptstrategie in der Behandlung psychischer Störungen

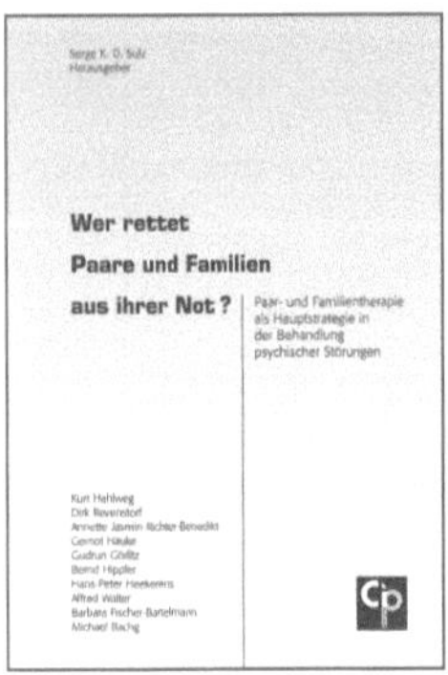

Kurt Hahlweg Einer krank – alle betroffen? Paar- und familientherapeutische Ansätze in der ambulanten Psychotherapie
Gudrun Görlitz Erlebnisorientierte Familienanalyse
Annette J. Richter-Benedikt Strategische Jugendtherapie mit Eltern- und Jugendgruppen
Alfred Walter Tiefenpsychologische Paar- und Familientherapie
Barbara Fischer-Bartelmann Holes in Roles – Folgenschwere Familiengenerationen
Hans-Peter Heekerens Funktionale Familientherapie – Welche Funktion hat das Symptom in der Familie?
Michael Bachg Feeling-Seen – Einführung in eine körperorientierte Psychotherapie für Kinder, Jugendliche und ihre Eltern anhand ausgewählter Videosequenzen
Gernot Hauke Strategische Sexualtherapie – Die erotische Brücke in der Paarbeziehung
Bernd Hippler Integrative Paartherapie – Von der Akzeptanz zur guten Beziehung
Dirk Revenstorf Ein Integrativer Ansatz der Paartherapie – Entwicklung von Liebesfähigkeit

Bibl. Nr. 19761 • € 25,–

www.CIP-Medien.com

Nymphenburger Str. 185 | 80634 München | Tel. 089-130793 21 | Fax 089-132 133 | cipmedien@aol.com

Robert Elliott, Jeanne C. Watson, Rhonda N. Goldman, Leslie S. Greenberg

Praxishandbuch der Emotionsfokussierten Therapie

Einführung in die Prozess-erlebensorientierte Psychotherapie mit genauer Beschreibung der Vorgehensweise

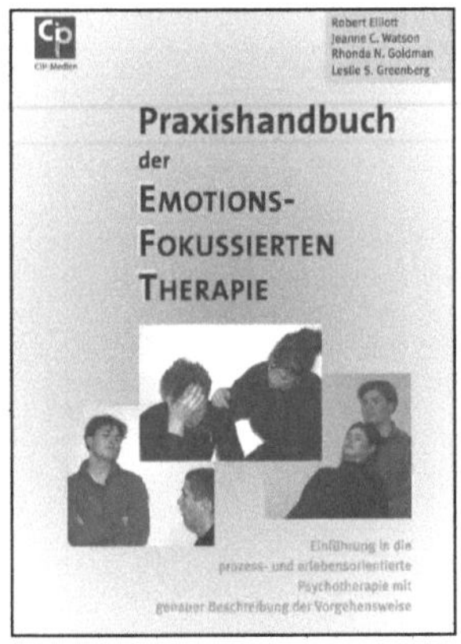

Prozess-erlebensorientierte Psychotherapie (PE) ist eine emotionsfokussierte Therapie (Greenberg, 2002), die Klienten auf systematische, aber flexible Art und Weise hilft, sich ihrer Emotionen bewusst zu werden und sie produktiv zu nutzen. Sie integriert neohumanistische Perspektive, wissenschaftliche Fundierung, personenzentrierte, aber prozessleitende Beziehungsgestaltung, sie setzt einen explorativen therapeutischen Reaktionsstil und hat eine markergeleitete Aufgabenstrategie. Dieses Buch führt so in die therapeutische Praxis ein, dass wichtige Interventionen selbst umgesetzt werden können.

Bibl. Nr. 17587 • 67,90 €

Serge K. D. Sulz, Julian Sulz

Emotionen erkennen, verstehen, handhaben

Gefühle erkennen ist ein wesentlicher Aspekt emotionaler Intelligenz und ermöglicht bessere zwischenmenschliche Beziehungen. Mit Gefühlen umgehen können, ist die Voraussetzung für dauerhaft gute Beziehungen. Das ist erlernbar. Mit 43 Farbfotographien.

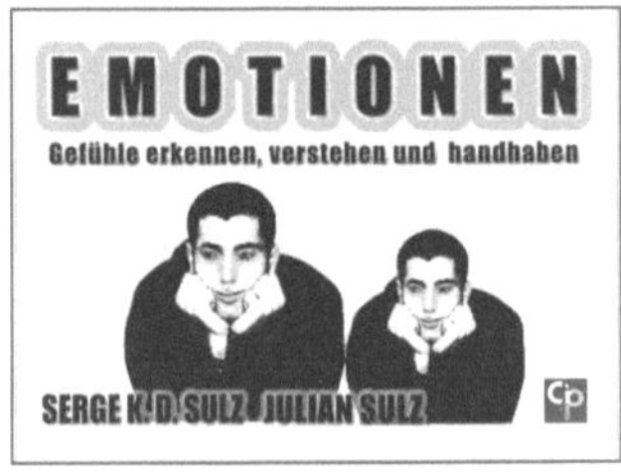

Bibl. Nr. 16415 • 37,– €

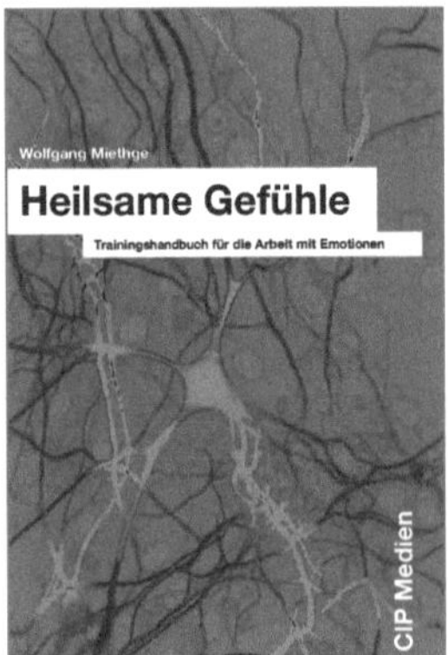

Wolfgang Miethge

Heilsame Gefühle – Trainingshandbuch für die Arbeit mit Emotionen

Emotionale Arbeit ist in der Psychotherapie unverzichtbar. Dieses Buch gibt praktische Hinweise, wie die für dauerhafte therapeutische Veränderungen notwendige Aktivierung, Modifikation und Selbststeuerung von Gefühlen erfolgen kann. Zahlreiche Übungen werden gut nachvollziehbar beschrieben, ihre Indikation, ihre Wirkung und ihr Ziel jeweils verständlich gemacht. Ein Praxis- und Arbeitsbuch für alle Psychotherapeuten.

Bibl. Nr. 16095 • 22,– €

www.cip-medien.com